Die Hausapotheke
der Chinesischen Medizin

Wichtiger Hinweis des Verlages

Die in diesem Buch vorgestellten Informationen sind sorgfältig recherchiert und wurden nach bestem Wissen und Gewissen weitergegeben. Dennoch übernehmen Autor und Verlag keinerlei Haftung für Schäden irgendeiner Art, die direkt oder indirekt aus der Anwendung oder Verwendung der Angaben in diesem Buch entstehen. Die Informationen in diesem Buch sind für Interessierte und zur Weiterbildung gedacht.

Impressum
Joachim Stuhlmacher: Die Hausapotheke der Chinesischen Medizin

Copyright by Lotus-Press, 2017

www.lotus-press.com

ISBN 978-3-945430-70-5

Die Medizin des Dao

Joachim Stuhlmacher

Die Hausapotheke der Chinesischen Medizin

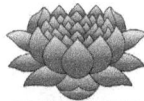

LOTUS PRESS

Inhalt

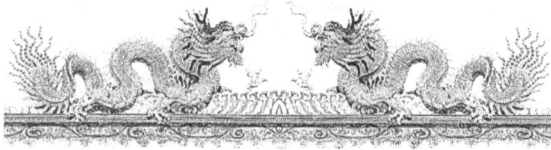

*Selbsthilfe bedeutet
immer, sich aufzumachen,
neue Ufer zu betreten.*

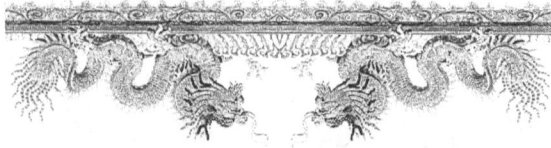

Vorwort

In der Klassischen Chinesischen Medizin wird großer Wert auf Selbsthilfemethoden gelegt, die der Patient eigenverantwortlich ausführen kann. Dazu gehören zunächst Qigong und Meditation, dann Selbstmassage und natürlich auch die Ernährung. Diese Methoden können mit wenigen Grundkenntnissen allein zu Hause praktiziert werden. Alle anderen, wie z.B. Akupunktur und Kräuterkunde, bedürfen einer guten Ausbildung und gehören in professionelle Hände. Kräutermischungen anhand von Symptomen zu verwenden, widerspricht den Grundsätzen der Klassischen Chinesischen Medizin. Die Daoisten sind mit dem Einsatz von Kräutermedizin eher vorsichtig – zu schnell kann das Magen-Qi verletzt werden.

In diesem Ratgeber finden Sie daher Massagetechniken, Atemmethoden, Meditationen und Qigongübungen zu den verschiedensten Beschwerden und Erkrankungen. Sie wurden von Heilern, Dao-Meistern und Erleuchteten entwickelt und sind das Ergebnis aus Naturbeobachtung und Lebenserfahrung – weitergegeben über Generationen hinweg.

In der daoistischen Lehre basiert alles auf den Prinzipien der Natur, des Dao, und diese gelten natürlich auch für den menschlichen Körper.

Bei korrekter Praxis sind die vorgestellten Übungen absolut sicher und effektiv. Sie beziehen sich auf die Funktionen der Organe auf drei Ebenen (Körper, Energie, Geist/Seele), sind also auf die Ganzheit des Menschen ausgerichtet. Einige Übungen sprechen mehr den Körper, andere mehr das Energie- und Atemsystem und wieder andere besonders den Geist, die Seele an. Doch letztlich sind diese Teile niemals voneinander zu trennen und so profitiert immer

9

das Ganze von der Übungspraxis. Nutzen Sie das alte Wissen der Chinesen für Ihre Gesundheit.

Ich wünsche Ihnen dabei viel Freude und natürlich Erfolg!

Joachim Stuhlmacher, im Februar 2017

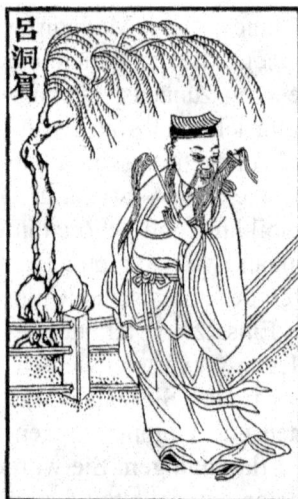

Lü Dongbin (755 bis 805) gehört zur Gruppe der „Acht Unsterblichen", Heilige der chinesischen Mythologie und des Daoismus. Er ist der Verfasser vieler Texte zur Inneren Alchemie aus einer Tradition, aus der z.B. die Rote-Kugel-Übung und die Nierenatmung stammen.

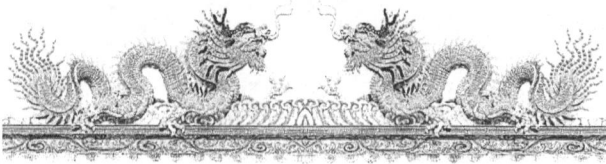

Ein ruhiges Herz ist die Voraussetzung für Lebensglück. Zu viel denken schadet dem Magen.

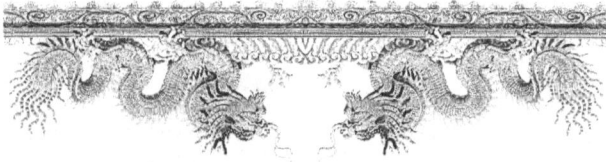

Die Organsysteme in der Chinesischen Medizin

Die Klassische Chinesische Medizin geht von 12 Organsystemen im menschlichen Körper aus. Sie sind nach Organen benannt, gehen aber weit über diese hinaus. Zum Organsystem Magen z.B. gehört nicht nur der Magen selbst, sondern auch der Magenmeridian mit all seinen Akupunkturpunkten. Er beginnt unter den Augen und verläuft durch den Rumpf und über die Leiste ins Bein. Von dort wandert er bis zur zweiten Zehe herunter.

Außerdem werden diesem System noch verschiedene Funktionen, wie z.B. die Verdauung und alles, was im weitesten Sinne mit Verdauung zu tun hat, zugeordnet: die Zähne, das Zahnfleisch, die Kiefergelenke, Hals und Rachen, Schilddrüse, Bauchraum und Darm.

Auch das Verdauen im übertragenen Sinne wird dem Organsystem Magen zugerechnet – z.B. das Verdauen einer schlechten Nachricht. Zwanghaftes Grübeln wird daher über das Organsystem Magen behandelt.

Diese Verbindungen sind prinzipiell auch in unserem Kulturkreis bekannt, wie man an Redewendungen wie „Das ist mir auf den Magen geschlagen", „Das geht ihm an die Nieren", „... auf Herz und Nieren prüfen", „Was ist ihm denn für eine Laus über die Leber gelaufen?" erkennt.

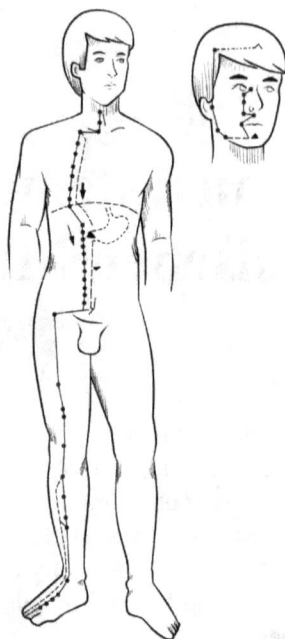

Der Verlauf des Magenmeridians

In der Chinesischen Medizin wird das Wissen um diese Vernetzungen praktisch umgesetzt. Ein und dieselbe Übung wird deshalb für sehr unterschiedliche Beschwerden eingesetzt, die aber auf dasselbe Organsystem einwirken. Zu jeder Übung werden deshalb die durch sie besonders angesprochenen Organsysteme angeführt.

Hier erhalten Sie nun einen Überblick über diese Systeme und ihre Zuordnungen.

Organsystem Herz/Xin – das „Kaiserorgan" – ist zuständig für den Kontakt zwischen Mensch und Himmel. Hier wohnt die Erkenntnis, dass alles Eins ist, das Wissen um Yin und Yang (Höhen und Tiefen) im Leben. Es wird geschädigt durch Wollen (Gier), Vorstellungen, Bewertungen und übermäßige Freude (Erregung/Hysterie). Es ist der Geist- und Seelenzugang, seine Tugend der Anstand im weitesten und tiefsten Sinne. Seine Ausdrucksform ist die bedingungslose Liebe, es denkt immer an die „ganze Welt". Typische Anzeichen für Störungen im Organsystem Herz sind z.B. Unruhe, Schlaflosigkeit, zu viel Denken und Herzrasen.

Organsystem Dünndarm/Xiao Chang – gilt als Organsystem der Rituale, insbesondere der Opferung (opfert Weltbilder, Meinungen, egoistische Züge, Begierden...) und sorgt z.B. dafür, dass wir anfangen, regelmäßig zu üben, zu beten, anderen zu helfen oder Pausen einzulegen. Als direkter Berater des Herzens setzt es durch Nächstenliebe, Hingabe, Opferbereitschaft und Demut gegenüber der Schöpfung die „Ganzheit des Universums" um. Typische Anzeichen für Störungen im Organsystem Dünndarm sind z.B. feste Nahrungsbestandteile im Stuhlgang, Nabelbeschwerden und Bauchschmerzen.

Organsystem Blase/Pang Guang – das System der Verbeugung und Demut vor dem Leben. Es kontrolliert den gesamten Rücken (das Rückgrat) und liebt die Aufrichtigkeit und Flexibilität. Es hat eine starke Affinität zum Kreuzbein (Knochen), aber auch zu den Knien (vor dem Leben niederknien...). Es hat Zugang zu den Flüssigkeitssystemen des Körpers. Typische Anzeichen für Störungen im Organsystem Blase sind z.B. mangelnde Flexibilität der Wirbelsäule und der Knie, Blasenentzündungen, Nackenbeschwerden und Sehstörungen.

Organsystem Niere/shen – Sitz der vorgeburtlichen Energien des Körpers. Es besitzt nur 10% Yang-Energie, welche aber unglaublich stark ist. Es kontrolliert die Knochen (einschließlich des Kreuzbeins als „Meister der Knochen") und die Beine, nährt Wirbelsäule und Gehirn. Seine Tugend ist die Weisheit. Es wird durch Furcht und Angst (die Hauptemotion im chinesischen Denken) geschädigt. Es ist demütig und wandert, wie das Wasser, stets an die tiefste Stelle, wobei es jeden Raum einnimmt. Typische Anzeichen für Störungen im Organsystem Niere sind z.B. mangelnde Willenskraft, sexuelle Störungen, Knochenerkrankungen und Gehirnerkrankungen wie z.B. Alzheimer oder Demenz.

Organsystem Herzbeutel/Xin Bao – Beschützer des Herzens, indem es dieses kühlt und durchlässig werden lässt. Es gilt als Organsystem des Verliebtseins (in das Leben, die Schöpfung, alle Wesen) und verbindet uns mit allen anderen Wesen. „Verliebt in das Sein" zu sein hat hier seinen Sitz. Das System hat eine starke Affinität zum Brustkorb und zu den Brüsten. Es wird durch Verbote, Urteile (z.B. Benotung, Bewertung) und Missbrauch jeder Art (Krieg, sexuelle Übergriffe, Mobbing) geschädigt. Typische Anzeichen für Störungen im Organsystem Herzbeutel sind z.B. mangelnde Freude am Leben und mangelnde Offenheit für neue Dinge im Leben.

Organsystem 3-facher Erwärmer/San Chiao – dieses System zeigt am deutlichsten, was die Klassische Chinesische Medizin unter einem Organsystem versteht, denn es besteht nur aus Meridianen und Funktionen – ein körperliches Organ gehört dem System nicht an. Es verbindet den Oberkörper und den Unterleib mit den Beinen und reguliert den Verdauungstrakt. Es ist das Organsystem des Allein-Seins. Es steht für Todesmut (Fehlen von Todesangst) und hat Bezug zur Meditation und über den Aspekt des Todes Kontakt zum Leben. Dies ist gerade bei uns wichtig, da in unserer Gesellschaft der Tod tabuisiert wird. Es führt uns durch das Annehmen von Tod, Verlust, Schwäche, Stille etc. zur Erleuchtung und bringt zusammen mit der Milz die Kraft, Berge zu versetzen und Brücken zu bauen hervor. Hier wohnt das Wissen um Begrenztheit, Konsequenzen, Vertrauen, Demut, Verlust und Tod. Typische Anzeichen für Störungen im Organsystem 3-facher Erwärmer sind z.B. Todesangst, Verdauungsstörungen und zu viele Wünsche.

Organsystem Gallenblase/Dan – das „unbewussteste" System, gerade deshalb voller Kraft und Entschlossenheit, den ersten Schritt zu tun. Es braucht unbedingt ein starkes Herz zur Kontrolle und Führung. Es kontrolliert die Hüfte, durchzieht die Seite, den Öffnungspunkt für den „Dai-Mai" (das Gürtelgefäß), und stärkt den Selbsterhaltungstrieb. Es ist sehr anfällig gegenüber Lieb- und Leblosigkeit, Zwang und übertriebener Ordnung und Kontrolle. Typische Anzeichen für Störungen im Organsystem Gallenblase sind z.B. Hüftgelenksbeschwerden, Nackenbeschwerden, Bindehautentzündung, Außenmeniskusprobleme und der fehlende Mut, seinem Herzen zu folgen.

Organsystem Leber/Gan – ist ein wichtiges „Blut-Organ" (Frauen-Organ). Es verabscheut Stagnation, braucht Bewegung und reagiert stark auf alle Emotionen. Es versorgt den kompletten Unterleib (insbesondere der Frau), kontrolliert Taille und Rippenbogen und ist direkter Ausdruck des Lebens. Seine Tugend ist das Mitgefühl. Es gilt als General des Körpers und wird durch Frust, Ärger, Zorn und Wut geschädigt. Es besitzt die starke Kraft der Wiedergeburt/des Frühlings. Typische Anzeichen für Störungen im Organsystem Leber sind z.B. Unterleibsbeschwerden wie Zysten, Oberbauchschmerzen, Nackenbeschwerden, Augenerkrankungen und zu viel Frust und Wut.

Organsystem Lunge/Fei – als Kanzler der Organe führt es die Regierungsgeschäfte im Auftrag und Sinn des Herzens. Es ermöglicht den Zugang zum Qi (Atem, Hauch, Vitalität) und ist die äußere Schicht des Immunsystems. Es verbindet uns mit dem Raum und dem Rhythmus des Lebens. Seine Tugenden sind Rechtschaffenheit und Großzügigkeit. Durch Geiz, Ordnungswut, Zwang, übermäßige Gewohnheiten und Trauer wird es geschädigt. Typische Anzeichen für Störungen im Organsystem Lunge sind z.B. Atembeschwerden, Depressionen und Geiz.

Organsystem Dickdarm/Da Chang – die sogenannte „Arschloch-Energie" im Sinne eines rigorosen Ausscheidens schädlicher Energien, insbesondere übertriebener Emotionen und Wünsche. Dieses System verfügt über eine unglaublich starke Kraft, die unbedingt dem Herzen unterstehen muss. Es ist für die Reinigung zuständig und hilft loszulassen. Es kontrolliert die Haut und benötigt die starke Kraft der Niere „Nein" sagen zu können und die Demut der Blase vor dem Leben. Wird dieses System nicht kontrolliert, gerät es aus den Fugen und es besteht die Gefahr, ein „krankhaftes Arschloch" zu werden. Typische Anzeichen für Störungen im Organsystem Dickdarm sind Hauterkrankungen und Verdauungsstörungen wie z.B. Morbus Crohn und Verstopfungen.

Organsystem Magen/Wei – steht für das „Satt-sein-Wollen". Es ist mit der Milz stark verbunden, zuständig für Sexualität (Freude am Leben, Lust am Essen, Lust auf Sex, Lust auf Wärme und Liebe), mag keine Kälte, hat ein großes Reinigungspotenzial und nährt uns. Es hat einen engen Bezug zu den Augen. In unserer Welt ist dieses System oft in Form von Gier und Unmäßigkeit stark entgleist. Typische Anzeichen für Störungen im Organsystem Magen sind z.B. Übelkeit, Aufstoßen, Zahnbeschwerden und zu viel Grübeln.

Organsystem Milz/Pi – Sitz der nachgeburtlichen Energien. Dieses System verarbeitet alles, was dem Körper durch Essen und Trinken zugeführt wird. Es hat die Kraft zu nähren und zu beleben. Es kann aus „nichts etwas erschaffen". Seine Tugend ist die Integrität und es liebt die Einfachheit des alltäglichen Lebens. Es mag die Trockenheit und wird durch Perfektionismus, ständiges Denken und Grübeln geschädigt. Es ist Umschlagplatz für alles Qi im Körper. Typische Anzeichen für Störungen im Organsystem Milz sind z.B. mangelnde Bescheidenheit, Neigung zu blauen Flecken, Bindegewebsschwäche und Organsenkungen.

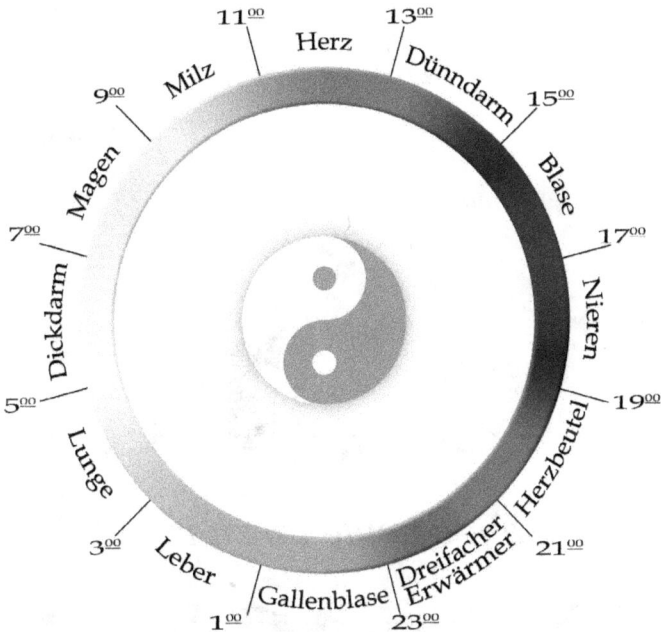

Die Organuhr der Chinesischen Medizin: Hier lässt sich die Tageszeit ablesen, zu der jedes der 12 Organsysteme seinen energetischen Höhepunkt hat.

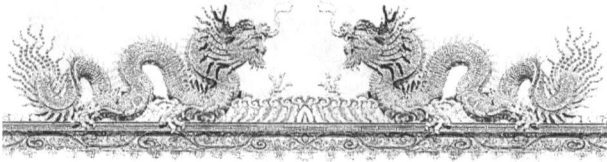

Fange heute an zu üben!

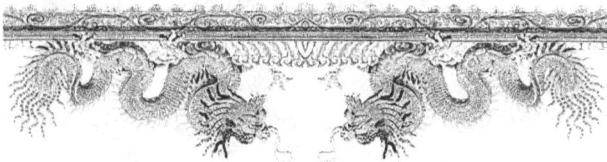

Wie sollen die einzelnen Übungen oder Massagen praktiziert werden?

Das Wichtigste beim Üben ist Achtsamkeit. Spüren Sie in Ihren Körper hinein, dankbar und mit einer inneren Stille. Das Herz ist unbewegt und ruhig. Üben Sie gelassen und ohne den Gedanken, etwas erreichen zu wollen! Auch Gesundheit nicht! Wir können nichts erzwingen, sondern nur dabei helfen, Gesundheit entstehen zu lassen.

Wenn Sie also eine Massage ausführen, sammeln Sie Ihre Aufmerksamkeit sanft in dem Bereich, der massiert wird. Bei einer Atemübung denken Sie an nichts anderes als Ihren Atem. Wenn Sie eine Qigongübung praktizieren, dann spüren Sie zunächst in Ihren Körper hinein, lassen Atem und Geist zur Ruhe kommen und alles Schwere, alle Gedanken, alle Probleme los. Alle Wünsche, Begierden, Urteile, Vorurteile, alles Wissen und alles Wollen sollen mit der Zeit verschwinden. Lassen Sie alles ziehen. Erwarten Sie nichts. Seien Sie nur im Moment, voller Präsenz. Durch die tägliche Praxis werden Sie Ihrem Körper immer näher kommen und immer besser verstehen, wie er funktioniert, was er braucht und warum er ggf. krank werden konnte. Müssen Sie sich besondere Mühe geben? Bitte nicht! Bleiben Sie aufmerksam, aber entspannt. Die Dinge entstehen am ehesten, wenn Sie bei dem, was Sie tun, entspannt sind. Kein geistiger Krampf, kein allzu starker Fokus.

Im Qigong heißt es „unten voll, oben leer". Dies bedeutet, dass wir während des Übens und auch während der Massagen im Kopf zur Ruhe kommen. Ständiges Denken, Unruhe und Sorgen erhitzen das Qi, das dann unkontrolliert in den Kopf steigt und seine heilende Wirkung nicht entfalten kann. Sie halten die Energie im unteren Körperbereich, indem Sie die Bewegungen aus den Füßen, den Beinen und dem Beckenbereich heraus entstehen lassen.

Je öfter Sie die Stille der Gedanken während Ihrer Übungspraxis erleben, desto selbstverständlicher wird Ihnen das Prinzip „unten voll, oben leer" werden.

Vertrauen Sie auf die Wirksamkeit der Übungen. Jeder Schritt, jede kleinste Veränderung in eine neue Richtung kann eine wundervolle Reise hin zu mehr Verständnis, mehr Heilung, mehr Leben in Gang setzen. Vertrauen ist der Anfang von allem!

Bei schweren oder chronischen Krankheiten sollten Sie täglich mindestens 45 Minuten üben, zumindest einige Monate lang. Bei kleineren akuten Beschwerden reicht es zumeist, einige Tage zu üben, bzw. die entsprechenden Massagen durchzuführen. Soweit nicht anders angegeben, gilt dann immer, dass jede Übung zwei bis drei Minuten lang durchgeführt werden soll. Generell bestimmt Ihr Einsatz den Erfolg.

Diese Hausapotheke ermöglicht es Ihnen, Ihre Gesundheit ein Stück weit wieder in Ihre eigenen Hände zu nehmen. Seien Sie neugierig, forschend, hartnäckig und freundlich mit sich und dem Wissen und der Weisheit der Alten. Nutzen Sie deren Erfahrung und machen Sie sie zu Ihrer!

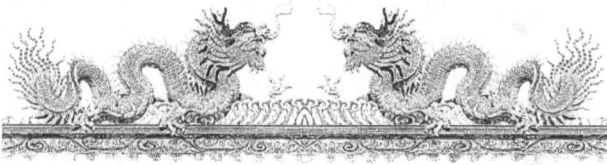

*Übe 100 Tage und Du
wirst eine große
Veränderung erreicht
haben.*

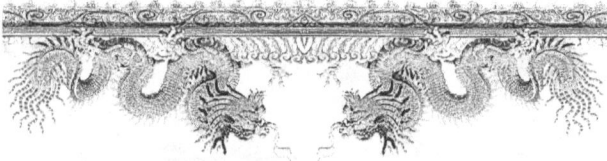

Register

In diesem Register finden Sie zu den verschiedensten Beschwerden, Symptomen und Erkrankungen die entsprechenden Übungen oder Massagen. Außerdem ergänzende Methoden, die Sie nach der akuten Phase nutzen oder kontinuierlich weiter praktizieren können, um Ihre Heilerfolge zu stabilisieren.

Üben Sie eine Zeit lang jede der angegebenen Übungen und Massagen. Schon nach wenigen Tagen werden Sie merken, welche Ihnen wirklich hilft. Zeigt sich keine ausreichende Wirkung, dann probieren sie die ergänzenden Übungen bzw. Massagen aus.

Beschwerde	Übung	Massage	Ergänzend
Anämie	24, 30	29, 41, 58	28, 31
Angst, Furcht	20, 42, 45	3, 33, 40	39, 42, 61
Anus, brennender, Schließmuskelschwäche	14, 30	28, 50	45, 46
Ärger, Zorn	17, 19	11, 22	12, 18, 31
Armbeschwerden (z.B. Berührungsempfindlichkeit der Oberarmmuskeln)	9, 10	11, 12, 50	13, 20, 40, 41
Arthritis, Arthrose	9, 20	33, 34	39, 41, 43
Asthma	18, 49	4, 28, 30	20, 59, 62
Atembeschwerden, Atemnot	9, 10, 12	4, 25, 26	17 (Lunge), 29, 30
Augenerkrankungen wie Bindehautentzündung und trockene Augen	6, 19	11, 61	9, 36, 38
Ausdauer, mangelnde	24, 30	29, 41, 58	28, 31
Bauspeicheldrüsenentzündung	11, 17 (Milz, Leber), 24, 31	28, 58	53, 54, 61
Beine, unruhige (Restless Legs)	20, 44, 45	3, 39, 60, 61	40, 54
Bewegungsmangel, Beschwerden durch	19, 35, 44	22, 40	23, 25, 26, 39, 43
Bindegewebsschwäche	30, 31, 53	22, 28	33, 36, 44, 45, 58
Blasenbeschwerden	17 (Niere),	3, 46	20, 26

Beschwerde	Übung	Massage	Ergän-zend
(Inkontinenz, Blasenentzündung, Reizblase, übelriechender Urin)	44		
Blutdruck, hoher oder niedriger	18	47	13, 17 (Herz, Niere, Milz), 20
Bronchitis	18, 49	4, 28, 30	20, 59, 62
Darmentzündung	17 (Lunge, Milz), 24	22, 50	12, 20, 28, 30
Demut, fehlende	20, 35	33	45
Denken, dumpfes, unklares	17 (Milz, Leber), 24	36, 50	22, 28, 29, 31, 45, 61
Denken, zu viel	60	28, 29	36, 54, 58
Depressionen (täglich 40 bis 60 Minuten üben!)	18, 19, 20, 21, 35	22, 40	11, 17, 26, 30, 31, 35, 40, 61
Diabetes (und andere Magen- und Bauchspeicheldrüsenprobleme)	17 (Milz, Leber), 24	22, 36, 58	20, 45, 41
Durchfall (oder ungeformter, breiiger Stuhl)	10, 24, 30	4, 50	12, 29, 36, 41
Eileiterbeschwerden	19, 45, 46	40, 58	54
Eisenmangel	24, 30	29, 41, 58	28, 31
Ellbogenprobleme	9, 10	11, 12, 50	13, 20, 40, 41

Beschwerde	Übung	Massage	Ergän-zend
Emotionen, übertriebene	20, 42	33	24, 39, 60
Engegefühle	18, 35, 49	7, 25, 26	27, 57, 62
Erkältung	52, 62, 17 (Lunge)	4, 25, 28	24, 33, 36, 39
Essstörungen (wie Bulimie)	20, 31, 45	28, 29, 36	35, 58, 61
Fersenschmerzen	20, 45	34, 38	17 (Leber, Niere), 42, 43, 60
Frigidität	20, 45, 46	33, 46, 61	38, 39, 40, 42
Frust	17, 19	11, 22	12, 18, 31
Füße, chronisch kalte	20, 45	22, 39	43, 60
Gallenblase (Steine oder Entzündung)	20, 19	22, 40	36
Gebärmutterbeschwerden	19, 45, 46	40, 58	54
Gefühlskälte	18, 21	7	26, 40, 61
Gehirnerkrankungen wie Alzheimer oder Demenz (im Anfangsstadium oder zur Vorbeugung)	9, 13, 19, 20, 42, 45	2, 3, 33, 57	34, 36, 40, 46, 58, 60, 61
Gehirnprobleme (wie Anfälle, Reizempfindlichkeit, Gedächtnisproblematiken)	20, 45, 57	2, 3, 7, 12	22, 23, 28, 29, 33, 39, 44, 60
Gelbsucht	17 (Leber), 19	40, 61	22, 31

Beschwerde	Übung	Massage	Ergänzend
Grippe	52, 62, 17 (Lunge)	4, 25, 28	24, 33, 36, 39
Grübeln, ständiges (sich zu viel sorgen)	24, 41	22, 36	18, 30, 45
Haarausfall	20	33	26, 45, 54
Haare, frühzeitiges Ergrauen der	20	33	26, 45, 54
Halsweh	17 (Lunge)	15, 59	9, 10, 12
Harndrang, häufiger	44, 45	38, 39	46
Hauterkrankungen	17 (Lunge), 24	4, 50	13, 49, 62
Herz, Kreislauf (zur Vorbeugung)	2, 18		45, 51, 55
Herzinfarkt (Vorbeugung oder Nachsorge, es sollte täglich mindestens 45 Minuten geübt werden)	Programm: 13, 17, 18, 20, 22, 33, 35, 42 und 45, 60		
Herzrhythmusstörungen, Herzrasen	18, 60	33	17 (Herz, Niere, Milz), 20, 45
Hexenschuss	19, 20, 30, 45	22, 38, 61	33, 34, 60
Hirnstörungen, organische	20, 22, 44	1, 7	28, 30, 39, 42, 45

Beschwerde	Übung	Massage	Ergän-zend
Hodenbeschwerden	19, 45, 46	40, 58	54
Hüftschmerzen, Hüftgelenks-beschwerden	20, 30	22, 36, 38	
Immunsystem, schwaches	20, 31	7, 22, 36	42, 44, 45
Kloß im Hals („Pflaumen-kerngefühl")	19, 30	40, 59	9, 31
Knieschmerzen	37	22, 36, 38	31
Konzentrationsstörungen	17 (Milz, Leber), 24	36, 50	22, 28, 29, 31, 45, 61
Kopfschmerzen, Migräne	17 (Leber, Milz, Nie-re), 9, 10, 19,	2, 3, 5, 22	24, 31, 40, 41
Krebs, Brust- (es sollte täg-lich, zumindest eine Zeit lang, ein bis zwei Stunden geübt und massiert werden)	19, 20, 42	22, 27, 61	20, 42, 45, 46, 53
Krebs, Darm-	10, 17 (Lunge, Milz), 24, 42	22, 28, 36, 50	31, 45, 61
Krebs, Hoden-	20, 45, 46	33, 46, 61	38, 39, 40, 42
Krebs, Unterleibs-	17 (Leber), 31, 46	22, 36, 58	30, 45
Lebensmittelallergien	20, 31	22, 36	28, 29, 30
Leberentzündung	17	22, 41	46, 54

Beschwerde	Übung	Massage	Ergänzend
	(Leber), 31		
Lunge, allgemein zur Vorbeugung	17, 20	22, 50	29, 45
Lustlosigkeit	24, 45	33, 46	19, 20, 41
Magenerkrankungen wie Schleimhautentzündung, Aufstoßen, Sodbrennen	11, 24	28, 29	31, 33, 45
Manie	18, 19, 20, 35	22, 40	11, 30, 31, 61
Menstruationsbeschwerden	46	28, 58, 61	53
Müdigkeit, chronische	17, 18, 20	22, 36	19, 24, 30, 45, 54, 58, 61
Nachtblindheit	9, 19	6, 36	12
Nackenbeschwerden	9, 20	32, 33, 34, 38	42, 60
Nieren, allgemein zur Vorbeugung	20, 44, 45	3, 29, 33, 39	31, 34
Nierenentzündung	17 (Niere), 42	33, 39	45, 54
Organsenkungen	17 (Milz, Leber), 19, 24	7, 22, 36	33, 34, 40, 43, 58, 61
Panikattacken	20, 30	39, 58	
Pilzerkrankungen	20, 24	28, 36	30, 45, 53, 61

Beschwerde	Übung	Massage	Ergänzend
Potenzstörungen	20, 45, 46	33, 46, 61	38, 39, 40, 42
Prostatabeschwerden	20	33, 37, 41, 44, 45, 46	
Rachenerkrankungen	17 (Lunge)	15, 59	9, 10, 12
Rastlosigkeit	35, 45	3, 33	19, 40
Rheuma	9, 20, 37, 45	33, 34, 58	42, 43, 44, 45
Rückenbeschwerden	20, 44	7, 56	
Schlafstörungen	16, 42	3	20, 33, 39, 45, 60
Schlaganfall (Vorbeugung und Nachsorge, mindestens eine Stunde täglich)	Programm: 6, 19, 20, 22, 29, 42, 45, 46, 60		
Schmerz (allgemeiner Art wie Zahnschmerz, Kopfschmerz, Bauchschmerz)	5, 30		
Schmerz (spezieller Art wie Gelenkschmerz)	5, 17, 20, 30, 40		
Schmerzen, im Brustkorb	25, 26	12, 4	44, Kleiner Kreislauf (siehe CD im Anhang)

Beschwerde	Übung	Massage	Ergänzend
Schultererkrankungen, Schulterblattbeschwerden	9, 10	11, 12	19, 21, 49, 50, 62
Schwerhörigkeit (täglich eine Stunde üben Minimum)	Programm: 9, 11, 20, 22, 42, 45	2, 3, 32, 33, 39, 40, 45, 60	
Schwindel	20, 31,	32, 33, 46	39, 42, 45, 62
Schwitzen, übermäßiges	13, 18	2, 28	26, 34, 49, 51
Sehen, unklares (auch psychisch)	44	1, 6	18, 22
Stirnhöhlenbeschwerden	9, 17 (Lunge)	2, 4, 5	25, 48, 53
Tinnitus	20	2, 3, 11	17 (Niere, Milz)
Trauer (täglich 40 bis 60 Minuten üben)	18, 21	22, 40	17, 26, 30, 35, 40, 61
Übelkeit, ständige	19, 31, 17 (Milz)	40, 46	20, 22
Unfruchtbarkeit	20, 45, 46	3, 33	30, 39, 40, 61
Unruhe, innere	20, 30	12, 14, 28	37, 42, 60
Unterleibskrämpfe, Beckenbeschwerden	20, 30	28, 29	36, 38, 39, 60
Unzufriedenheit, zu viel Wollen	18, 31		34, 35, 61

Beschwerde	Übung	Massage	Ergän-zend
Vaginalbeschwerden	19, 45, 46	40, 58	54
Verbitterung	35, 45	3, 33	19, 40
Verdauungsstörungen wie Bauchgurgeln, Blähungen, breiiger Stuhl	24, 30	29, 36	19, 22, 45, 53, 60
Verstopfte Nase, Nasenneben-höhlenbeschwerden	9, 17 (Lunge)	2, 4, 5	25, 48, 53
Verstopfung	10, 24, 30	4, 50	12, 29, 36, 41
Wasser in den Beinen	20, 45	2, 3, 33	38, 42, 43, 45, 60
Willensschwäche	20, 45	9, 11, 33	37, 42, 45, 54
Wirbelsäulenerkrankungen	20, 44	3, 7, 33, 56	9, 22, 23, 35, 45
Zahnbeschwerden, Zahn-fleischbluten	5, 8	36, 50	2, 3
Zysten im Unterleib	17 (Leber), 31, 46	22, 36, 58	30, 45

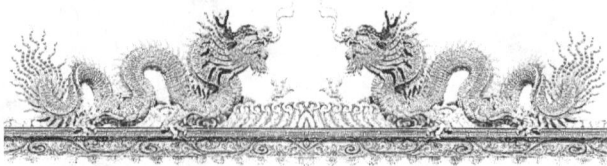

Der Einsatz bestimmt den Ertrag.

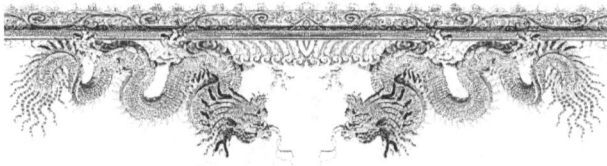

Die Hausapotheke

Übung Nr. 1: Stehen, Sitzen, Liegen – grundlegende Aspekte der Übungen

Alle Übungen beginnen in einer entspannten Körper- und Geisteshaltung mit einem ruhigen und fließenden Atem. Bei den Ausgangspositionen, die alle drei auch Grundübungen des Qigong sind, geht es nicht nur um die Körperhaltung, sondern vor allem um eine bestimmte innere Achtsamkeit. Allein das Verweilen darin wirkt sich deshalb schon positiv auf Ihre Gesundheit aus.

Im Stehen

Alle Übungen im Stehen beginnen in der Regel mit dem schulterbreiten Stand des Qigong, die auch „Stellung des Bären genannt" wird. Die Füße stehen parallel zueinander und sind etwa schulterbreit voneinander entfernt. Vorsicht! Frauen neigen oft zur Untertreibung, stehen also zu eng mit den Füßen; Männer übertreiben gern und stellen ihre Füße zu weit auseinander.

Zuerst werden die Hüften ein wenig gelöst. Dadurch beugen sich die Knie. Das Gesäß „setzt" sich auf einen imaginären Barhocker. Die Chinesen nennen dies „Sitzen in der Luft".

Der Scheitelpunkt „Baihui" strebt zum Himmel, die Schultern und die Wirbelsäule fallen entspannt herunter und folgen so hängend der Schwerkraft. Der Rücken ist gerade, das Gewicht gleichmäßig auf beide Beine und Füße verteilt. Die Achseln sind leicht geöffnet, die Arme hängen locker nach unten. Die Hände befinden sich seitlich am Körper im Oberschenkelbereich.

Der Atem ist fließend, weich und leise (atmen Sie möglichst durch die Nase), das Herz ruhig, die Gedanken lassen Sie kommen und gehen. Sie sind völlig entspannt und gelöst und nur die folgende Übung ist nun wichtig. Alles andere kann warten.

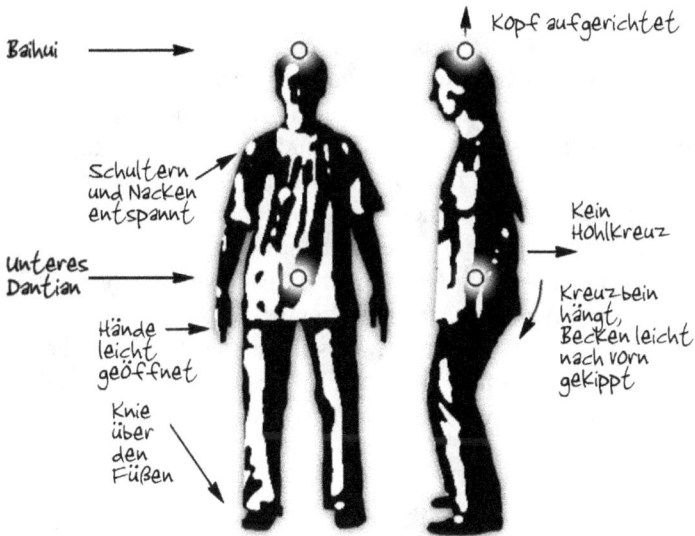

*Der schulterbreite Stand und die Position des Unteren Danti-
an und des Baihui.*

Im Sitzen

Sitzen Sie im Meditationssitz (Schneidersitz oder Lotussitz, evtl. auf einem Meditationskissen) oder auf einem Stuhl. Bis auf die Haltung der Beine sind die Anforderungen mit denen für die Standübungen identisch. Das Wurzelchakra (Steißbein- und Dammbereich) stellt eine Verbindung zur Erdenergie dar. Im Meditationssitz sind die Beine entspannt und fallen zur Seite, so tief wie es eben geht. Im Idealfall berühren die Knie den Boden.

Falls Sie lieber auf einem Stuhl sitzen, sollten die Füße schulterbreit auseinander und parallel stehen. Setzen Sie sich auf das vordere Drittel des Stuhls und lehnen Sie sich nicht an. Im Idealfall entstehen drei rechte Winkel: an den Fußgelenken, den Knien und den Hüften. Die Füße haben über Ballen, Außenseite und Ferse gleichmäßig Kontakt zur Erde. Stellen Sie sich Wurzeln vor, die 9 Meter tief in die Erde wachsen.

Der Scheitelpunkt „Baihui" strebt sanft zum Himmel. Der Rest des Körpers folgt der Schwerkraft und wird nach unten fallen gelassen. Insbesondere die Schultern und die Wirbelsäule sollten hängen. Nur die Mundwinkel streben sanft lächelnd leicht nach oben.

Die Hände liegen auf den Oberschenkeln – bei niedrigem Blutdruck mit den Handflächen nach oben, bei hohem Blutdruck mit den Handflächen nach unten. Bei normalem Blutdruck legen Sie die Hände aufeinander auf den Nabel. Die Achseln sind leicht geöffnet, wobei die Ellbogen etwas nach außen zeigen.

Der Atem ist ruhig, der Geist wird still und das Gemüt ist heiter.

Die Übungen im Sitzen beginnen in dieser Haltung. Einige haben leicht geänderte Anforderungen, die dann entsprechend beschrieben werden.

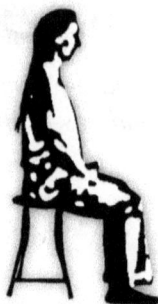

Im Liegen

Legen Sie sich entspannt auf den Rücken. Die Arme liegen entweder neben dem Körper, wobei die Handflächen nach unten zeigen, oder Sie legen Ihre Hände übereinander auf den Unterbauch. Falls nötig, legen Sie sich ein kleines Kissen unter die Kniekehlen, um den unteren Rücken zu entlasten. Der Atem ist ruhig und fließend. In der Vorstellung lassen Sie sich tief in die Matratze (oder Unterlage) fallen, versinken förmlich im Boden. Sie zerfließen, ähnlich wie Butter in der Sonne, in die Matratze, entspannen sich und lassen alles los.

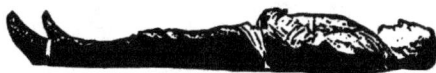

Vorbereitung und Abschluss

Vor jeder Übung sollten Sie in der jeweiligen Ausgangsposition einen Moment zur Ruhe kommen.

Beenden Sie die Übungen mit einem Sammeln im Unteren Dantian: Beide Laogongpunkte liegen etwas unterhalb des Nabels aufeinander und bedecken das Untere Dantian. Schlucken Sie angesammelten Speichel in den Unterbauch, ins Untere Dantian, und sammeln Sie dort für einen Moment den Speichel, die Energie aus der Übung und Ihre Aufmerksamkeit, bevor Sie wieder in den Alltag zurückkehren. Je länger Sie die Übung praktiziert haben, desto länger sollte das Sammeln am Schluss dauern. Diese drei Phasen des Übens – zur Ruhe kommen – üben – einsammeln – werden als säen, pflegen und ernten bezeichnet.

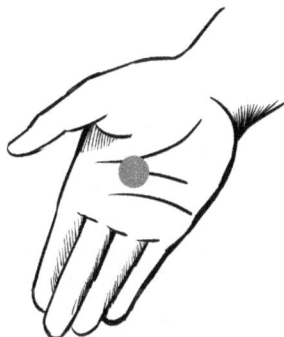

Die Position des Laogongpunktes

Übung Nr. 2: Das Gesicht waschen und die Haare kämmen

Organsystem: Gallenblase, Magen, Blase, Dickdarm, 3-facher Erwärmer, Dünndarm

Alle Sinnesorgane haben etwas mit dem Kopf zu tun und auch das Gehirn, welches viele Organprozesse reguliert, profitiert von dieser Übung. Diese Massage verschönert die Gesichtshaut und bewegt Qi und Blut in den Sinnesorganen und den Meridianen des Kopfes.

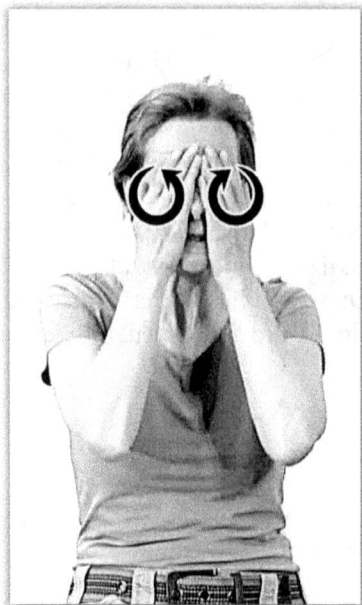

„Waschen" Sie das Gesicht mit den Händen. *Mit den Fingerkuppen werden die Haare „gekämmt".*

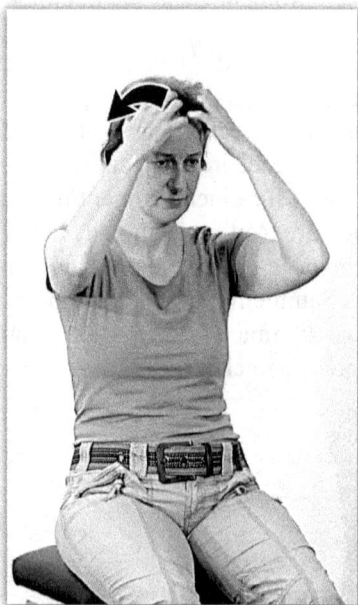

Die Übung:

- Die Ausgangsposition ist sitzend oder stehend.
- Reiben Sie Ihre Hände kräftig gegeneinander, bis sie heiß sind.
- „Waschen" Sie nun Ihr Gesicht einige Minuten lang mit den Händen mit einer kreisenden Bewegung (in der Mitte hoch, an den Seiten hinunter) langsam und aufmerksam. Stellen Sie sich dabei vor, dass frische Energie und Wärme in das Gesicht hineingebracht wird.
- Als Nächstes massieren Sie die Kopfhaut: „Kämmen" Sie mit den Fingerkuppen Ihre Haare mittelkräftig von vorne nach hinten. Zuerst die Mitte, dann auch den seitlichen Kopfbereich bis zu den Ohren. Auch dies praktizieren Sie einige Minuten.

Bei Stirnkopfschmerz:

- Streichen Sie die Augenbrauen von innen nach außen aus.
- Streichen Sie nun die ganze Stirn von innen nach außen aus.

Bei Seitenkopfschmerz:

- „Kämmen" Sie die Haare auf der betroffenen Kopfseite von vorn nach hinten, um die Energiezirkulation der Gallenblasenleitbahn anzuregen.
- Massieren Sie die Schläfe auf der betroffenen Seite in der Schläfenkuhle kreisend, sowohl links-, als auch rechtsherum.

Bei Kopfschmerzen in der Kopfmitte:

- Streichen Sie von vorn nach hinten mit den Fingerkuppen direkt links und rechts neben der Mittellinie des Schädels den Kopf kräftig aus. Damit folgen Sie dem Verlauf der beiden Blasenmeridiane.

Übung Nr. 3: Die Ohren massieren und die „Himmelstrommel" klopfen

Organsystem: Niere, 3-facher Erwärmer, Gallenblase

Diese kleine Massage hilft bei Ohrproblemen, Tinnitus, Trigeminusschmerz und auch Verdauungsstörungen. Über die Ohren werden auch die Knochen und die Nieren gestärkt.

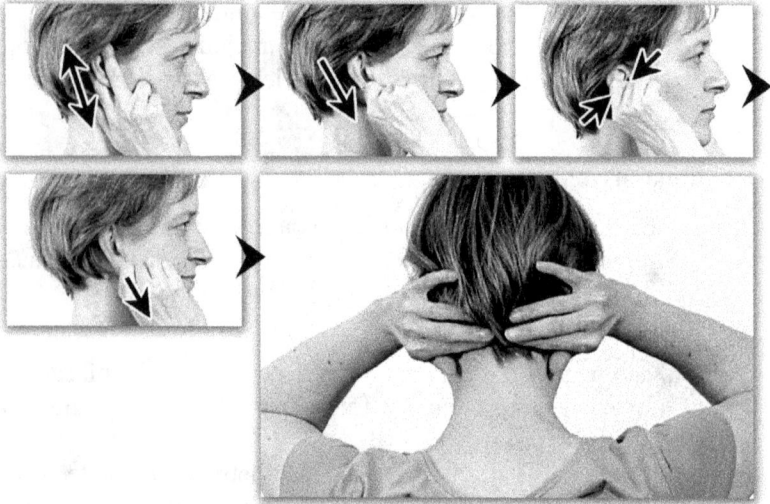

Zuerst die Ohren massieren (obere Bilder), dann an den Ohrläppchen ziehen (unten links) und die „Himmelstrommel" klopfen (großes Bild).

Die Übung:

- Die Ausgangsposition ist sitzend oder stehend.
- Nehmen Sie Ihre Ohren zwischen die Zeige- und Mittelfinger und reiben Sie sie mit kräftigen Auf- und Abwärtsbewegungen, bis sie heiß werden. Dies reguliert übrigens auch den Blutdruck.
- Dann massieren und kneten Sie die Ohren mit den Daumen und Zeigefingern kräftig durch, um nochmals die Durchblutung anzuregen.
- Ziehen Sie die Ohrläppchen einige Male kräftig nach unten.
- Als Letztes wird die „Himmelstrommel" geschlagen: Bedecken Sie die Ohren mit den Handflächen so, dass die Finger hinten auf dem Hinterkopf liegen. Legen Sie die Mittelfinger auf die Zeigefinger und schnippen Sie dann so, dass die Mittelfinger auf den Hinterkopf klopfen. Das sollte deutlich zu hören sein. Die sog. „Himmelstrommel" wird 12- bis 36-mal geschlagen und regt ein wichtiges Energietor am Hinterkopf an, welches direkt mit dem Gehirn kommuniziert.

Übung Nr. 4: Die Nase reiben

Organsystem: Lunge, Dickdarm

Die folgenden Massagen regen die Sekretionsfähigkeit der Nase an. Sie stärken die Funktionen der Nase, beleben die Lunge und helfen bei Erkältungen, Asthma und Atemwegserkrankungen. Außerdem stärken sie das Immunsystem.

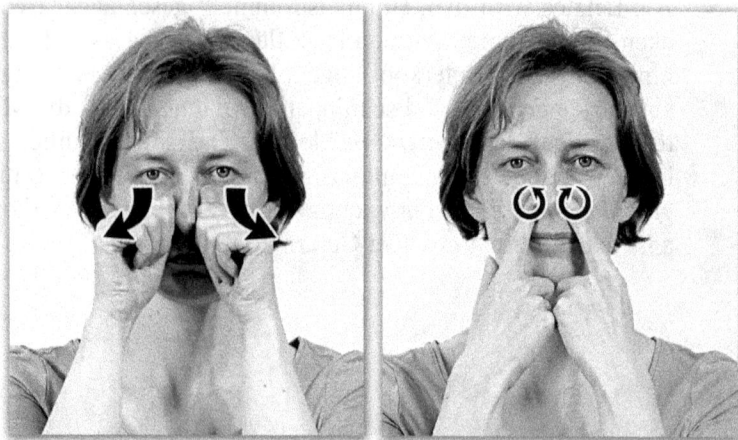

Die Nase wird mit den Außenseiten der Daumen gerieben.

Bei akuter Erkältung massieren Sie zusätzlich die Punkte „Dickdarm 21" kreisförmig.

Die Übung:

- Die Ausgangsposition ist sitzend, stehend oder liegend.
- Nehmen Sie die Nase zwischen beide Daumen und reiben Sie sie kräftig hoch und runter. Dadurch wird das Qi der Nase angeregt, welches sich dann bis in die Lunge ausbreitet.
- Anschließend streichen Sie die Nase an beiden Seiten mit den Daumen von oben nach unten zu den Seiten hin aus.

Zusätzlich bei akuter Erkältung:

- Massieren Sie die Akupunkturpunkte „Dickdarm 21", links und rechts neben dem unteren Ende der Nasenflügel gelegen, kraftvoll und kreisend mit den Zeigefingern oder Daumen. Das hat nicht nur Auswirkungen auf das Organsystem Lunge, sondern auch auf das Dickdarmsystem und wird daher auch bei Verdauungsstörungen angewandt.

Übung Nr. 5: Den Mund und den Hegupunkt massieren

Organsystem: Magen, Milz/Bauchspeicheldrüse, Dickdarm, Dünndarm

Die Mundmassage wird nicht nur bei Problemen im Mundbereich wie Zahnschmerzen oder Aphten, sondern auch bei allen Arten von Verdauungsstörungen eingesetzt. Sie stärkt auch die Funktionen von Magen, Milz und Bauchspeicheldrüse.

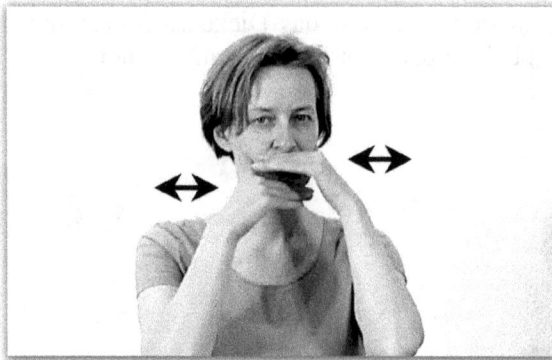

Die Zeigefinger massieren durch Ober- und Unterlippe hindurch das Zahnfleisch.

Die Übung:

- Die Ausgangsposition ist sitzend, stehend oder liegend.
- Die Daumen liegen auf den Wangenknochen. Nun legen Sie einen Zeigefinger auf die Oberlippe, den anderen auf die Unterlippe und reiben, bei sanft geschlossenem Mund, kräftig beide Finger entgegengesetzt hin und her.
- Zum Abschluss schlucken Sie den angesammelten Speichel herunter.

Zusätzlich bei Zahnschmerzen:

- Massieren Sie kräftig den Akupunkturpunkt „Dickdarm 4 – Hegu" an beiden Händen mit den Daumen. Dieser Akupunkturpunkt der Dickdarmleitbahn liegt auf dem höchsten Bereich des „Tigermauls" (siehe Übung Nr. 11). Um ihn zu finden, legen Sie den Daumen an den Zeigefinger. Auf dem höchsten Punkt der dadurch entstehenden Wölbung liegt „Hegu". Halten Sie ihn während der Massage entspannt. Diese Massage hilft bei allen Schmerzen, besonders aber bei Schmerzen im Kopf- und Darmbereich.

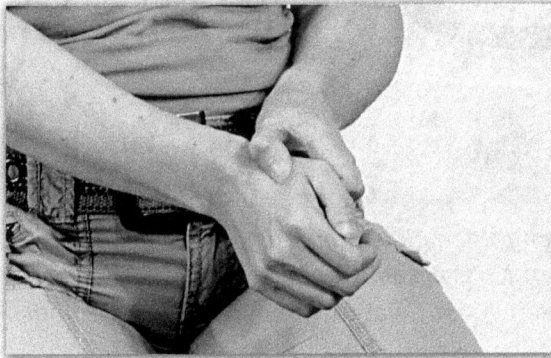

Der Hegupunkt (Dickdarm 4) kann bei jeder Art von Schmerzen massiert werden. Die Massage darf durchaus ein wenig schmerzhaft sein.

49

Übung Nr. 6: Die Augen entspannen

Organsystem: Leber, Magen, Herz, Gallenblase, Blase

Diese Übungen helfen bei vielen Augenerkrankungen wie z.B. Bindehautentzündung, erhöhtem Augendruck und trockenen Augen. Ihre Wirksamkeit geht aber weit darüber hinaus. „Die Augen sind das Fenster zur Seele", heißt es auch bei uns. Die Klassische Chinesische Medizin sieht dies genauso: Die Augen sind das Tor zur Seele und haben einen Bezug zum Herzen. Shen, den Geist, erkennen wir in den Augen. Die Organsysteme Leber, Magen, Blase und Gallenblase haben einen direkten Bezug oder Zugang zu den Augen. Das Entspannen der Augen hat also tiefgreifende Auswirkungen auf den ganzen Körper, unseren Geist und unsere Seele.

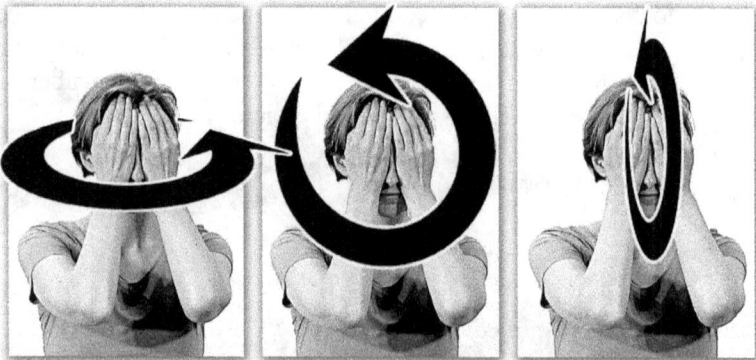

Die Augen folgen einem imaginären Punkt, der auf drei Ebenen um den Kopf herum wandert. Auf jeder Ebene wird in zwei Richtungen geübt. Diese Übung findet natürlich größtenteils imaginativ statt.

Die Übung:

- Die Ausgangsposition ist sitzend, stehend oder liegend.
- Zuerst reiben Sie die Hände kräftig aneinander, bis die Handflächen heiß sind.
- Legen Sie diese dann auf die Augen und lassen Sie die Wärme in die Augen strömen. Entspannen Sie dabei die Augen von Innen heraus und lassen Sie sie in Ihrer Vorstellung zerfließen.
- Stellen Sie sich feucht-grüne Blätter vor, die auf Ihren Augen liegen. Die sanfte Kühle entspannt die Augen noch mehr.
- Nun lassen Sie Ihren Blick um den Kopf herum kreisen. Zunächst horizontal 9-mal linksherum, dann 9-mal rechtsherum.
- Dann lassen Sie Ihren inneren Blick einem imaginären Punkt folgen, der vor Ihrem Gesicht eine große Uhr beschreibt: 9-mal im Uhrzeigersinn, 9-mal gegen den Uhrzeigersinn.
- Zum Schluss üben Sie in der vertikalen Ebene: Lassen Sie Ihren inneren Blick dem imaginären Punkt vor das Gesicht, über den Kopf, hinter den Kopf und schließlich unter den Kopf folgen. Das wiederholen Sie wieder 9-mal, dann wechseln Sie die Richtung.

Übung Nr. 7: Den Scheitelpunkt („Baihui") klopfen

Organsystem: Blase, Magen, Herz

Diese alte daoistische Klopfmassage stärkt das Gehirn, die Knochen und die Augen und hilft bei Übungen der daoistischen inneren Alchemie. Sie hilft außerdem bei Vergesslichkeit und bei beginnenden Prozessen von altersbedingten Gehirnstörungen wie Alzheimer und anderen Demenzerkrankungen.

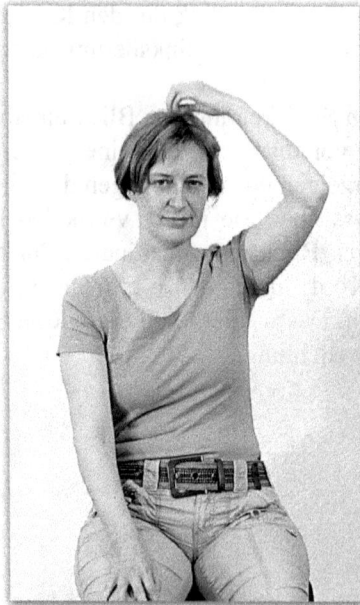

Die Hakenhand klopft den Scheitelpunkt.

Die Übung:

- Die Ausgangsposition ist sitzend oder stehend.
- Legen Sie alle Finger einer Hand an den Kuppen zusammen, um die sogenannte Hakenhand zu bilden.
- Mit dieser beklopfen Sie nun mittelkräftig Ihren Scheitel-punkt, der im Chinesischen „Baihui" genannt wird. Die Auf-merksamkeit ist dabei direkt im Baihui.

Der Scheitelpunkt ist ein extrem wichtiges Energietor, welches uns einen besseren Zugang zur Umwelt, zum Kosmos ermög-licht. Er wirkt tief in das Gehirn, die Psy-che und den Körper hinein.

Übung Nr. 8: Die Zunge bewegen

Organsystem: Magen, Milz, Herz, Niere

Diese einfache Übung erhält die Beweglichkeit der Zunge, was sich auf Magen, Milz, Herz und Nieren positiv auswirkt. Sie erleichtert das Reden, verbessert den Schlaf und verbindet das sog. Herzfeuer mit dem Nierenwasser.

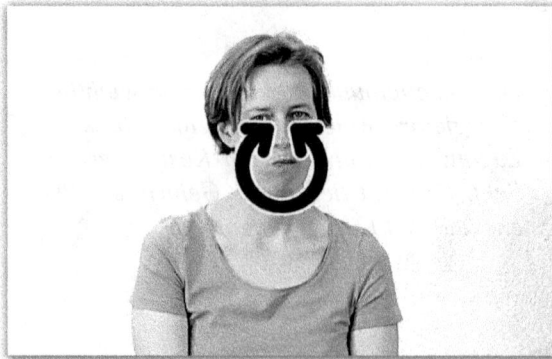

Die Zunge massiert das Zahnfleisch.

Die Übung:

- Die Ausgangsposition ist sitzend, stehend oder liegend.
- Sie bewegen die Zunge kreisförmig auf der Zahnaußenseite (zwischen den Zähnen und dem Lippenfleisch) 36-mal rechts- und 36-mal linksherum.
- Dieselbe Bewegung wiederholen Sie an der Innenseite der Zähne und des Gaumens, ebenfalls jeweils 36-mal in jede Richtung.
- Zum Schluss rollen Sie die Zunge so weit in den Mund hinein, wie es Ihnen möglich ist und strecken sie dann hinaus – 3-mal.
- Den angesammelten Speichel („Tau des Himmels") schlucken Sie in drei Portionen in das Untere Dantian, das sich etwa drei Zentimeter unterhalb des Nabels in der Körpermitte befindet.

Übung Nr. 9: Nackenkreisen und den Nacken reiben

Organsystem: Gallenblase, Blase

Diese Übung stärkt die Sinnesorgane, öffnet den Engpass zwischen Kopf und Körper und stärkt die Wirbelsäule, das Rückenmark und das Gehirn.

Der Schulter- und Nackenbereich hat eine enorm wichtige Bedeutung für den Körper und stellt aufgrund seiner Form eine Staupassage dar. Der Nackenbereich benötigt regelmäßig öffnende und ausleitende Bewegungen, damit der Kopf mit dem Gehirn und den Sinnesorganen einwandfrei funktionieren kann. Für die Schulter benötigt der moderne Mensch, der überwiegend mit dem Kopf, dem Nacken und den Schultern und Armen arbeitet, ausgleichende und entspannende Bewegungen.

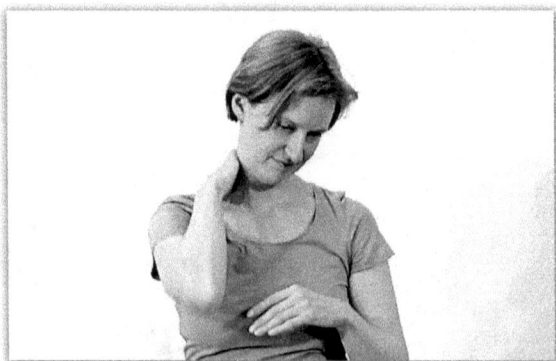

Immer wohltuend: eine Nackenmassage.

Die Übung:

- Die Ausgangsposition ist sitzend oder stehend.
- Reiben Sie kräftig mit beiden Handflächen den gesamten Nackenbereich, bis sich dieser warm und gut durchblutet anfühlt.

- Kreisen Sie mit dem Kopf langsam und fließend auf der linken Seite nach oben, auf der rechten Seite nach unten. Die Aufmerksamkeit ist im Nackenbereich. Dann ändern Sie die Richtung.

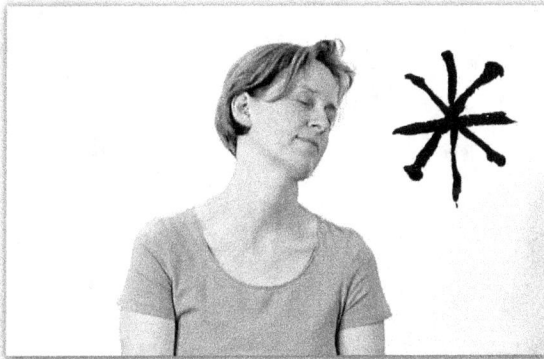

Das chinesische Schriftzeichen für Reis symbolisiert die acht Himmelsrichtungen. Die Kalligraphie wurde uns freundlicherweise von Wang Ning zur Verfügung gestellt.

- Zeichnen Sie mit dem Kopf das chinesische Schriftzeichen für „Reis" nach. Bewegen Sie mit sanfter Aufmerksamkeit den Kopf langsam nach unten, dann nach oben, nun nach links, dann nach rechts. Es folgen ebenso langsame diagonale Bewegungen – von links unten nach rechts oben und von rechts unten nach links oben. Diese Übung hält die Wirbelsäule beweglich und lässt Qi und Blut das Gehirn und den Kopf durchfluten.Wiederholen Sie sie mindestens 3-mal vollständig.

Übung Nr. 10: Schulterkreisen

Organsystem: Dünndarm, Dickdarm, Gallenblase, Herz

Diese Übung entspannt den Schulter-Nacken-Gürtel und öffnet verschiedene Meridiane wie die der Lunge, des Herzens und des 3-fachen Erwärmers.

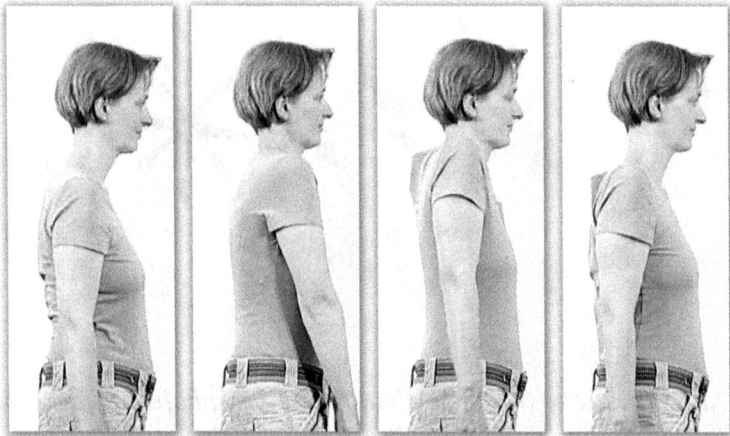

Wird mit möglichst wenig Kraftaufwand ausgeführt: das Schulterkreisen.

Die Übung:

- Stehen Sie mit entspanntem Rücken und leicht gebeugten Knien im schulterbreiten Stand.
- Die Arme haben einen kleinen Abstand zum Körper, so als hätten Sie einen Tischtennisball unter den Achseln. Lassen Sie sie schwer nach unten hängen, so als müssten Sie schwere Einkaufstaschen tragen.
- Atmen Sie langsam einige Male ein und etwas stärker aus.
- Nun lassen Sie beide Schultern kreisen: Zuerst nach vorne, dann nach oben, nun nach hinten, dann zurück nach unten in die Ausgangsposition (entspannt – drücken Sie sie nicht nach unten).
- Kreisen Sie mit den Schultern in die andere Richtung.

Übung Nr. 11: Das „Tigermaul" klopft den Schulterbrunnenpunkt

Organsystem: Gallenblase

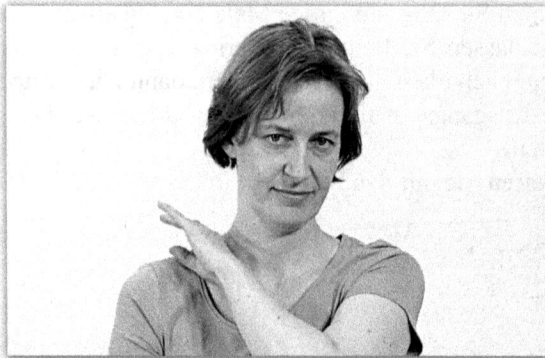

Das „Tigermaul" bilden Sie, indem Sie Daumen und Zeige-finger etwa 3 cm auseinander halten.

Die Übung:

- Die Ausgangsposition ist sitzend oder stehend.
- Klopfen Sie 24-mal mit dem „Tigermaul" der rechten Hand den Schulterbrunnenpunkt der linken Schulter (Akupunkturpunkt „Gallenblase 21", in der Mitte des Schultermuskels). Tun Sie dies so kräftig, wie sie es ertragen können.
- Wechseln Sie dann die Seiten. Die rechte Hand klopft also die linke Schulter und umgekehrt. Diese Übung öffnet die Gallenblasenleitbahn.

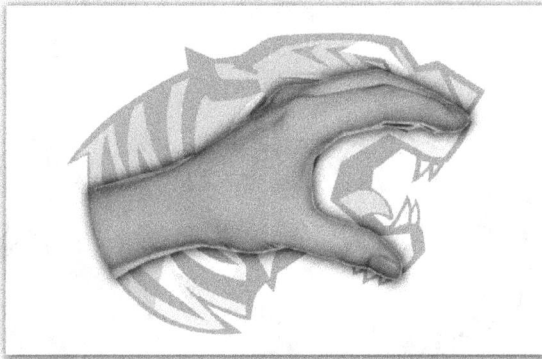

Das „Tigermaul" ist ein mystisches Areal. Die Anregung dieses Bereiches verbindet uns mit den Organsystemen Lunge, Magen und Milz/Bauchspeicheldrüse. Es wird oft in der heilerischen Praxis eingesetzt.

Übung Nr. 12: Harmonisieren von Yin und Yang an den Armen

Organsystem: Herz, Dünndarm, 3-facher Erwärmer, Herzbeutel, Dickdarm, Lunge

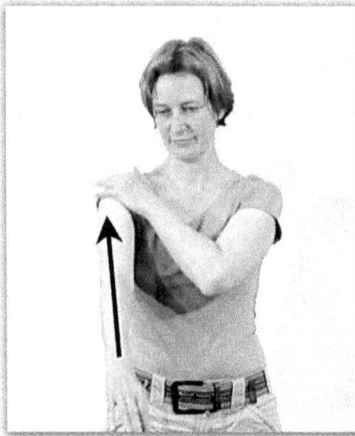

Streichen Sie außen hoch und innen hinunter.

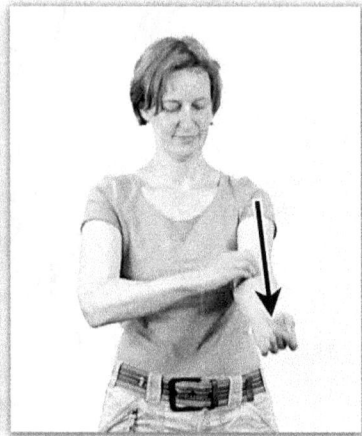

Dann die Arme mit der Hakenhand abklopfen – wiederum außen hoch und innen hinunter.

Die Übung:

- Die Ausgangsposition ist sitzend oder stehend.
- Streichen Sie einige Male sanft mit der rechten Hand über den linken Arm an der Außenseite hoch und an der Innenseite herunter. Schließen Sie die Schulter und die Finger mit ein.
- Wiederholen Sie die Übung mit dem rechten Arm.
- Nun klopfen Sie den linken Arm sanft mit der Hakenhand (alle Finger der rechten Hand werden mit den Spitzen zusammengelegt) ab. Ebenfalls an der Außenseite hoch und an der Innenseite hinunter. Sollten Sie dabei empfindliche Stellen aufspüren, beklopfen Sie diese ein wenig stärker und länger.
- Wiederholen Sie das Klopfen mit dem rechten Arm. Das gesammelte Qi der Finger, die den „Haken" bilden, regt die Haut, die Muskeln und die Meridiane an.

Übung Nr. 13: Die Hände schütteln

Organsystem: Herz

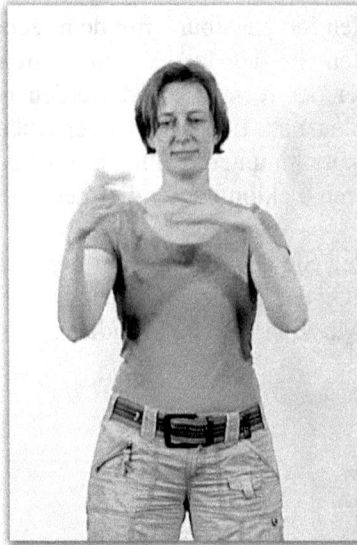

Diese Übung aktiviert das Heilungs-Qi der Hände.

Die Übung:

- Die Ausgangsposition ist stehend.
- Heben Sie die Arme bis etwa zur Brustkorbhöhe an. Lassen Sie die Handgelenke locker hängen. Beginnen Sie nun langsam, die Hände zu schütteln. Die Handgelenke bleiben dabei locker. Schütteln Sie seitlich und hoch/runter im Wechsel. Steigern Sie langsam das Tempo. Schütteln Sie schnell und kräftig, selbst wenn es etwas schmerzen sollte. Seien Sie ausdauernd und schütteln Sie mindesten zwei bis drei Minuten.
- Dann lassen Sie die Arme heruntersinken. Spüren Sie nach, wie sich Ihre Hände anfühlen. Nehmen Sie das Kribbeln, die Wärme, die Schwere oder jedes andere Gefühl, das sich einstellt, ganz bewusst wahr.
- Jetzt halten Sie Ihre Hände etwa fünf Zentimeter über eine Körperstelle, der Sie etwas Gutes tun wollen. Sehr dankbar für diese Zuwendung sind immer auch die Nieren und der Lendenwirbelbereich. Halten Sie diese Position etwa drei Minuten und lassen Sie die Heilenergie in ihren Körper strömen.

Übung Nr. 14: Die Laogongpunkte reiben und den Nabel bedecken

Organsystem: Magen, Milz, Pankreas, Dünndarm, Dickdarm, Leber, Gallenblase, Herzbeutel

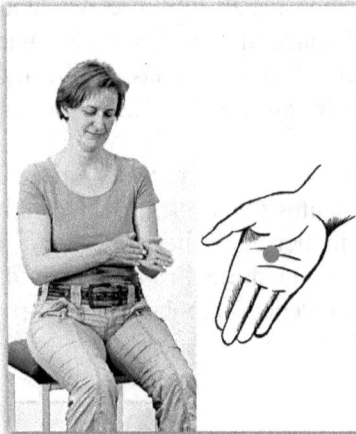

Zuerst die Laogongpunkte reiben...

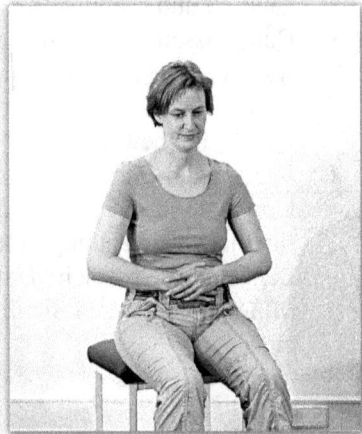

...dann die Wärme ins Bauchinnere strömen lassen.

Die Übung:

- Die Ausgangsposition ist sitzend, stehend oder liegend.
- Zunächst werden die Laogongpunkte gerieben: Legen Sie Handfläche auf Handfläche. Spreizen Sie die Finger etwas voneinander weg. Nun reiben Sie die Handflächen so kräftig wie möglich und so lange, bis sie richtig heiß sind.
- Dann legen Sie die heißen Handflächen übereinander auf den Nabel und lassen die Wärme ins Bauchinnere strömen.
- Wiederholen Sie das Reiben und Strömen so oft Sie mögen.

Laogong bedeutet übersetzt „Palast der Arbeit". Für Therapeuten, die mit den Händen arbeiten, ist es sinnvoll, die Laogongpunkte regelmäßig zu trainieren, z.B. indem die Aufmerksamkeit immer wieder dort gehalten wird. Ich habe diese Übung in Kombination mit Übung Nr. 31 gerade selber wieder einmal erfolgreich genutzt. Nach dem Genuss von verdorbenem Essen ging es meinem Magen-Darm-Trakt sehr schlecht. Nach einem Tag und dreimaligem Üben waren alle Beschwerden beseitigt und ich wieder voll einsatzfähig.

Übung Nr. 15: Den Handrücken massieren

Organsystem: 3-facher Erwärmer, Herzbeutel, Lunge

Diese Massage ist sehr wirksam bei Halsschmerzen oder Infekten, die sich besonders im Hals- und Rachenbereich zeigen. Praktizieren Sie sie etwa ein bis zwei Minuten mit jeder Hand, im akuten Fall mehrmals am Tag. Auch vor dem Gebrauch der Stimme bei einem Konzert oder einem Vortrag ist sie empfehlenswert.

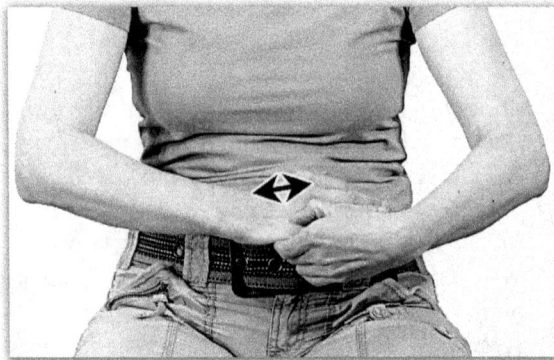

Massieren Sie die Bahnen zwischen kleinem Finger und Ringfinger und zwischen Ringfinger und Mittelfinger auf dem Handrücken.

Die Übung:

- Die Ausgangsposition ist sitzend, stehend oder liegend.
- Massieren Sie mit dem Daumen der rechten Hand zunächst die Bahn zwischen den Mittelhandknochen des Kleinen und des Ringfingers der linken Hand. Dann die Bahn zwischen Ring- und Mittelfinger. Massieren Sie kräftig von den Fingern zum Handgelenk hin.
- Führen Sie die Massage auch an der anderen Hand durch.

Übung Nr. 16: Das Seelentor verschließen

Organsystem: Niere, Leber, Herz

Diese Übung schützt Sie vor Angriffen aus Ihrer Umgebung, z.B. durch Viren oder Bakterien bei Krankenhausbesuchen, aber auch bei emotionalen Attacken, wie z.B. einer Standpauke vom Chef. Für intensiveren und dauerhaften Schutz wird sie unter Anleitung eines Lehrers einige Stunden am Stück geübt. Sie ist aber auch in dieser kurzen Form durchaus effektiv.

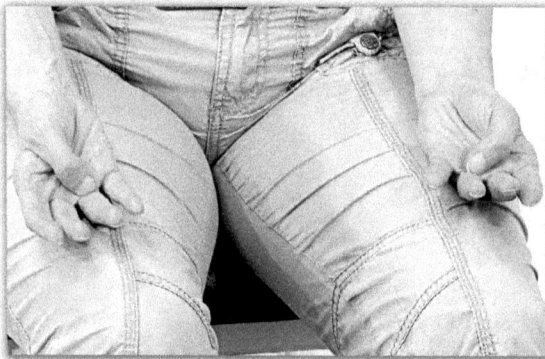

Das sogenannte Seelentor liegt an der Ringfingerwurzel auf der Handfläche.

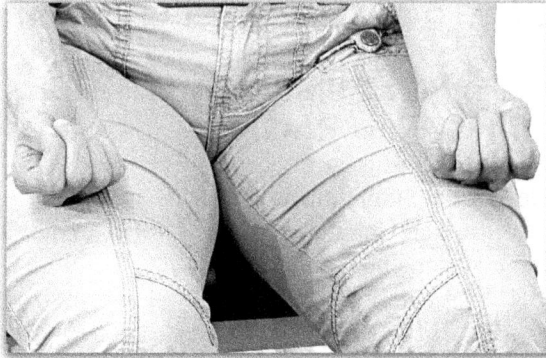

Während der Übung sind die Hände geschlossen.

Die Übung:

- Die Ausgangsposition ist sitzend, stehend oder liegend.
- Drücken Sie Ihre Daumen sanft auf die Seelentore ihrer Hände. Bleiben Sie für ein bis zwei Minuten entspannt und spüren Sie in diesen Bereich hinein.

Übung Nr. 17: Die sechs heilenden Laute

Organsystem: Herz, Milz/Bauchspeicheldrüse, Lunge, Niere, Leber, 3-facher Erwärmer

Die heilende Wirkung von Lauten ist für uns nur schwer nachzuvollziehen. Doch ihre Schwingungen wirken bis tief in die Organe hinein reinigend und stärkend.

Üben Sie die Laute einzeln oder als 5-Elemente-Zyklus in der Reihenfolge Herz, Milz/Bauchspeicheldrüse, Lunge, Niere und Leber über einen längeren Zeitraum hinweg täglich.

Der Herzlaut reinigt die Organsysteme Herz, Herzbeutel und Dünndarm. Wenn sie ihn vor dem Schlafengehen üben, hilft er dabei, alle Sorgen und alles Negative des Tages loszuwerden und einen erholsamen Schlaf zu finden.

Der Milzlaut reinigt die Organsysteme Bauchspeicheldrüse, Milz und Magen. Er kann auch bei Übergewicht eingesetzt werden: Hitze und Feuchtigkeit, die zu einem Energiestau in den Verdauungsorganen führen, werden durch diesen Laut ausgeleitet.

Der Lungenlaut reinigt die Organsysteme Lunge und Dickdarm. Die Poren werden geöffnet, die Haut gereinigt und die Verdauung verbessert. Hitze und „hitzige" Emotionen wie Kummer, Depressionen und Engstirnigkeit werden vertrieben, der Atem reguliert und das Immunsystem gestärkt. Trübe Energien und angesammelte Schlacken werden ausgeschieden, was die Stimmung aufhellt und den Schlaf fördert.

Der Nierenlaut stärkt die Organsysteme Niere und Blase. Er kräftigt die Knochen, den Unterleib, die Wirbelsäule und das Gehirn. Außerdem regt er die sexuelle Energie an und beseitigt Blockaden im Unterleib. Ängste werden verringert.

Der Leberlaut stärkt die Organsysteme Leber und Gallenblase. Dies kräftigt das Blut und sorgt für einen freieren Fluss des Qi. Er reguliert heftige Emotionen wie Frust und Zorn.

Der Laut des 3-fachen Erwärmers sorgt für eine bessere Kommunikation aller Organe untereinander und für eine harmonische Ausgeglichenheit des gesamten Körpers.

Die Übung:

- Die Laute praktizieren Sie am besten im Sitzen, aufrecht auf einem Stuhl, den Rücken möglichst nicht angelehnt, die Hände auf dem Unterbauch liegend. Nur der Laut des 3-fachen Erwärmers wird hier in einer liegenden Variante ausgeführt.
- Werden Sie zunächst ganz weit, entspannen und lockern Sie den Körper und beruhigen Sie Geist und Gedanken.
- Dann beobachten Sie einige Zeit Ihren Atem, ohne etwas dabei zu denken, zu bewerten oder gar zu tun.
- Beginnen Sie mit den Lauten. Mit einem sanften Einatmen, möglichst durch die Nase, und einem sanften und weichen Ausatmen. Beim Ausatmen singen Sie den jeweiligen Laut – zuerst hörbar und dann immer leiser werdend, bis er schließlich unhörbar ist. Denken Sie den Laut so lange in Ihrem Inneren weiter, bis die Ausatmung beendet ist. Die Aufmerksamkeit ist dabei im jeweiligen physischen Organ. Stellen Sie sich vor, dass mit dem Laut und der Ausatmung schlechte, verbrauchte Energie den Körper verlässt.[1]

  - Der Laut für das Herz ist „Kaaa" und kann auch gehaucht werden, wodurch es wie „Haaa" klingt.
  - Der Laut für die Bauchspeicheldrüse, die Milz und den Magen ist „Chuuu" mit dem „Ch" wie im Wort „brauchen".
  - Der Laut für die Lunge ist „ßßß" – also ein sehr scharfes, langgezogenes S.

[1] Angeleitete Übungen mit den Lauten finden Sie auf folgenden CDs von Joachim Stuhlmacher: „Den Tag erhellen" (Herz und Lunge), „Tinnitus lindern" (Niere), „Mensch ärgere Dich nicht" (Leber) und auf der Begleit-DVD zum Buch „Die Ernährung in der Chinesischen Medizin" (Leber).

- Der Laut für die Leber ist „Schüüü".
- Der Laut für die Niere ist „Tschueeeiii".
- Der Laut für den 3-fachen Erwärmer ist „Schiii" und Sie üben ihn am besten im Liegen.Während Sie den Laut singen und ausatmen, stellen Sie sich vor, dass eine schwere Walze über Sie hinweg fährt und allen Dreck, allen Müll, alles Schwere aus dem Körper herausschiebt – von oben nach unten aus den Füßen heraus.

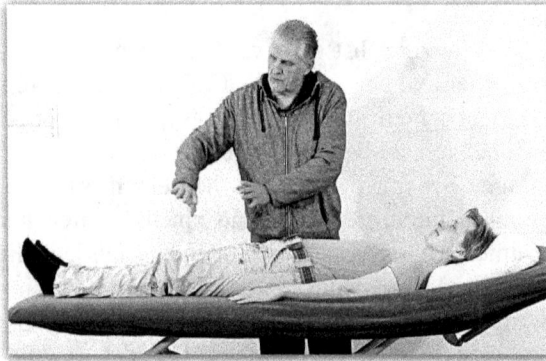

Die Walzenübung mit dem „Schiii"-Laut des 3-fachen Erwärmers harmonisiert den Körper.

- Nachdem der Laut ausgeklungen ist, atmen Sie etwa eine Minute lang normal weiter, wobei Sie sich bei jeder Einatmung vorstellen, dass frische Energie in das jeweilige Organ strömt.
- Wiederholen Sie den Laut. Während der Wiederholungen werden Sie immer entspannter und ruhiger und benötigen immer weniger Geisteskraft für diese Übung.
- Nach einigen Minuten (3 bis 40) beenden Sie die Übung und legen die Hände übereinander auf den Unterbauch für den

Abschluss: Sammeln Sie Ihre Aufmerksamkeit im Unteren Dantian (je länger Sie geübt haben, desto länger sollte der Abschluss sein).

Übung Nr. 18: In das Herz lächeln und es weit werden lassen

Organsystem: Herz, Herzbeutel

Diese Visualisierungsübung wird den gesamten Organismus einschließlich Ihrer Seele erreichen und auf Dauer weitreichende positive Auswirkungen haben. Gönnen Sie es sich deshalb wenigstens einmal am Tag, sich für drei bis fünf Minuten dazu zurückzuziehen. Das Herz wird in der Chinesischen Medizin als Kaiserorgan bezeichnet. Und wenn der Kaiser es nicht richten kann, wer dann?!

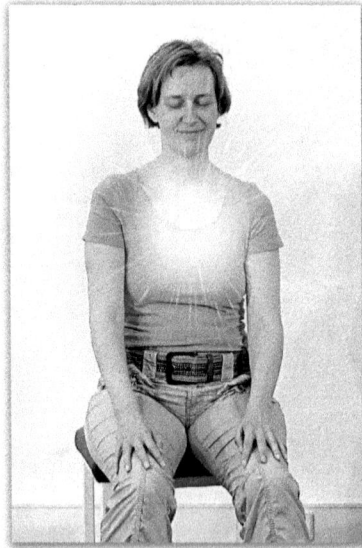

Lassen Sie Ihr Herz leuchten!

Die Übung:

- Setzen Sie sich aufrecht hin und entspannen und lösen Sie den ganzen Körper von oben nach unten. Wenn es Ihnen besser gefällt, können Sie sich auch hinlegen.
- Sammeln Sie sanft Ihren Geist und Ihre Aufmerksamkeit im Herzen und lassen Sie das Herz weit werden.
- Lächeln Sie in Ihr Herz hinein und lassen Sie Licht im Herzen entstehen. Sie können sich dieses golden-weiße Licht auch vorstellen. Aber nicht zu konzentriert und angestrengt bitte! Lassen Sie die Bilder und Visualisierungen ganz sanft und ohne Wollen entstehen.
- Nach einem sanften Abschluss nehmen Sie das entstandene innere Lächeln mit in den Alltag.

Übung Nr. 19: Die Streckübung für die Leber

Organsystem: Leber, Gallenblase, Magen

Das Organsystem Leber kontrolliert die Emotionen, den Fluss des Qi, die Augen, das Blut, den Unterleib und die Muskeln und Sehnen. Es verabscheut Starre und Unbeweglichkeit, gerade auch im Denken! Besonders für Frauen ist dieses Organsystem von Bedeutung.

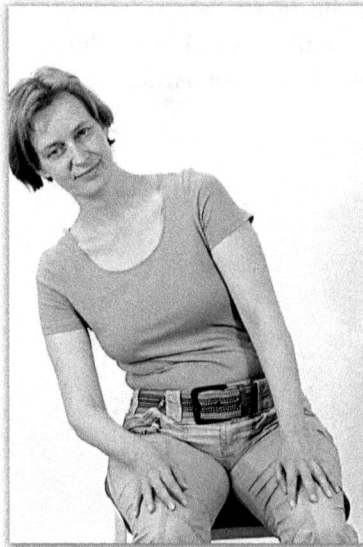

Wird in beide Richtungen praktiziert: das Strecken der Rumpfseiten.

Die Übung:

- Sie können im Sitzen oder Stehen üben.
- Beginnen Sie mit einem beidseitigen kräftigen Reiben der Taille, bis Sie dort Wärme spüren.
- Sie können die Hände auf der Taille belassen, wenn die Schultern dabei entspannt und locker bleiben. Sollten Sie sich in dieser Position verspannt fühlen, lassen Sie die Hände einfach hängen oder legen Sie sie locker auf die Oberschenkel.
- Atmen Sie sanft durch die Nase ein, während Sie den Rumpf nach links beugen. Dabei wird die rechte Rumpfseite gedehnt.
- Beim Ausatmen, mit leicht geöffnetem Mund, lassen Sie alles Schwere, alles Überflüssige aus dem seitlichen Rumpfbereich herausströmen.
- Mit dem nächsten Einatmen leiten Sie die Übung mit der anderen Körperseite ein. Wiederholen Sie diese Pendelbewegung mehrere Male.
- Zum Abschluss richten Sie sich einatmend zur Mitte auf. Sammeln Sie dann für 30 bis 60 Sekunden Ihre Aufmerksamkeit im Unteren Dantian.

Übung Nr. 20: Die Nierenatmung

Organsystem: Niere, Blase, Herz

Diese Übung hat sehr weitreichende Auswirkungen: Sie stärkt den gesamten Organismus, die Knochen und die Sexualkraft, verringert Ängste und fördert die Willenskraft. Die Nieren-Energie beinhaltet unsere vorgeburtliche Energie. Das ist der Not-Speicher, aus dem geschöpft wird, wenn der Energiebedarf nicht durch genügend Schlaf, ausreichendes Essen und Trinken und eine gute Atemversorgung gedeckt wird. Auch bei der Einnahme von Medikamenten wie Antibiotika wird viel Nieren-Qi verbraucht.

Diese Übung hat eher langfristige Auswirkungen, die dafür aber sehr tiefgreifend und beständig sind. Sie ist besonders angezeigt bei chronischen Beschwerden oder ernsthaften Erkrankungen, wie beispielsweise einem Burn-Out oder einem Krebsleiden.

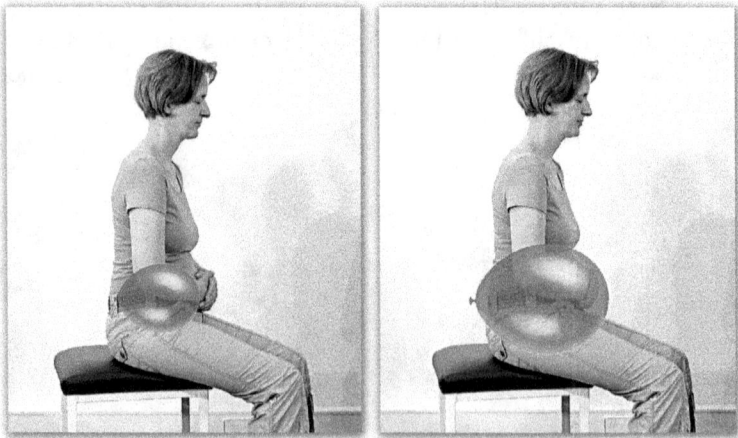

Beim Ausatmen wird der Luftballon kleiner...   *... und beim Einatmen dehnt er sich aus.*

Die Übung:

- Die Ausgangsposition ist sitzend. Sollten Sie stark einge-schränkt oder sehr schwach sein, können Sie diese Übung auch im Bett leicht aufgerichtet oder liegend praktizieren.
- Schließen Sie die Augen und richten Sie Ihre Aufmerksam-keit sanft und leicht beobachtend nach innen. Entspannen Sie sich, lassen Sie auch den Atem und Ihre Gedanken zur Ruhe kommen. Die Hände liegen auf dem Unterbauch oder den Oberschenkeln.
- Nun atmen Sie ganz normal mit der sog. Bauchatmung ein und aus: Beim Einatmen dehnt sich der Bauch nach vorne aus, beim Ausatmen entspannt er sich wieder. Beobachten Sie sanft, ohne geistige Anstrengung und ohne starken Fo-kus, wie der Bauch arbeitet und wohin der Atem fließt. Sit-zen und atmen Sie so etwa 7 bis 10 Minuten.
- Atmen Sie so weiter und stellen Sie sich nun vor, dass sich auch der untere Rücken im selben Rhythmus wie der Bauch beim Einatmen ausdehnt und beim Ausatmen entspannt – der Bauch nach vorne, der Rücken nach hinten.
- Nach weiteren 5 bis 10 Minuten beziehen Sie die Seiten mit in die Übung ein, so dass das Gefühl entsteht, Bauch, unterer Rücken und die Seiten dehnen sich beim Einatmen aus und ziehen sich beim Ausatmen wieder zurück.
- Nehmen Sie auch noch die Nieren mit dazu. Lassen Sie diese in Ihrer Vorstellung sich beim Einatmen ebenfalls sanft aus-dehnen und beim Ausatmen wieder kleiner werden.
- Nun ist die Atemübung komplett. Je länger Sie sie praktizie-ren, um so größer wird der Effekt sein.

Übung Nr. 21: Den Herzbeutel öffnen

Organsystem: Herzbeutel, 3-facher Erwärmer

Diese Übung bringt Lebensfreude in Ihr Leben. Das Organsystem Herzbeutel steht in der Chinesischen Medizin für die Fähigkeit, sich in das Leben verlieben zu können.

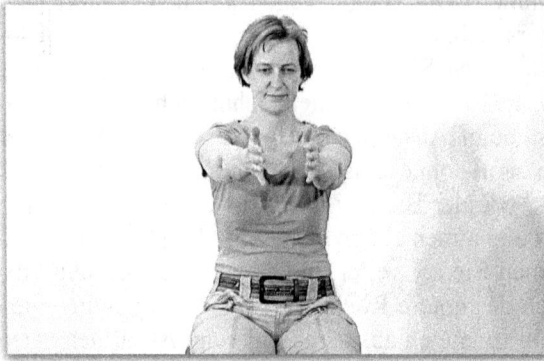

Zuerst die Arme nach vorn strecken...

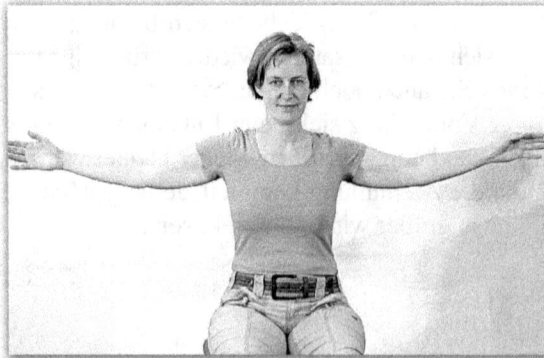

...dann die ganze Welt umarmen.

Die Übung:

- Üben Sie sitzend oder stehend.
- Werden Sie ruhig.
- Heben Sie langsam und entspannt die Arme vor dem Körper bis zur Schulterhöhe an. Die Handflächen zeigen zueinander, berühren sich aber nicht (s. Abb.).
- Bewegen Sie nun mit dem Einatmen die Arme nach außen, so als wollten Sie einen geliebten Menschen umarmen. Versuchen Sie dabei, Freude, Liebe und Vertrauen zu spüren.
- Lassen Sie Ihr Herz, Ihre Lunge, Ihren Brustkorb und die Arme weit werden bis ans Ende der Welt. Halten Sie kurz den Atem an und genießen Sie die unendliche Weite.
- Beim Ausatmen kehren Hände und Arme langsam wieder vor den Körper zurück.
- Pause
- Wiederholen Sie diese Übung mindestens 3-mal. Üben Sie täglich, am besten morgens nach dem Aufstehen bei offenem Fenster oder im Freien.

Übung Nr. 22: Die Gallenblasenleitbahn klopfen

Organsystem: Gallenblase, Leber

Mit dieser Übung aktivieren Sie die Lebenskraft des Körpers und eignet sich daher sehr gut für Ihr tägliches Standardprogramm. Das Klopfen folgt der Gallenblasenleitbahn und fördert jegliche Heilung.

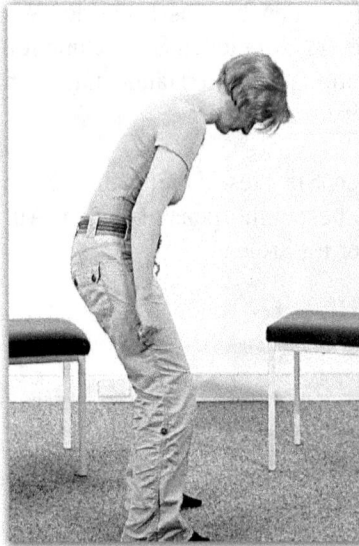

Die Gallenblasenleitbahn, die hier geklopft wird, verläuft in etwa entlang der Hosennaht.

Die Übung:

- Die Ausgangsposition ist stehend.
- Bilden Sie leichte Fäuste. Beginnen Sie auf Höhe des Gesäßes an der Hosennaht entlang mit beiden Fäusten die Beine abwärts abzuklopfen (s. Abb.). Klopfen Sie eher langsam – ungefähr im Sekundentakt. Wenn Sie auf der Höhe der Mitte der Unterschenkel sind, beginnen Sie wieder von vorn.
- Dies wiederholen Sie 9-mal.

Wenn Sie nur für eine Massage täglich Zeit haben, praktizieren Sie diese! Sie hilft Ihnen, im Leben stark zu bleiben.

Übung Nr. 23: Die Blasenleitbahn strecken

Organsystem: Blase, Niere

Diese Übung stärkt den Rücken, beugt Wirbelsäulenleiden vor, hilft bei Schwäche der Beine und regt den inneren Fluss des Qi an. Sie fördert Demut und die Flexibilität und Weichheit beim Üben und im Leben. Die Idee während des Übens ist eine dankbare Verbeugung vor dem Leben.

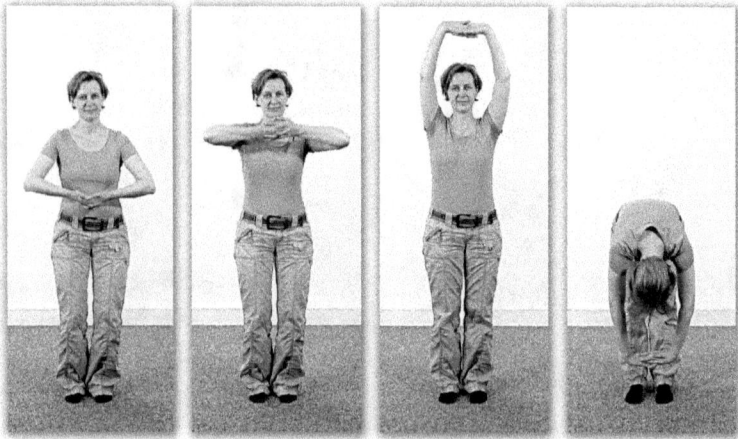

Eine altbewährte Qigong-Übung: Die Blasenleitbahn strecken.

Die Übung:

- Diese Übung wird im engen Stand ausgeführt – also im Qigongstand mit eng nebeneinander stehenden Füßen.
- Verschränken Sie die Hände und heben Sie sie langsam vor dem Körper hoch, die Handflächen zeigen nach oben. Stellen Sie sich vor, wie die Erdenergie in Ihrem Inneren mit aufsteigt. Die Hände bleiben während der ganzen Übung verschränkt.
- Auf Schulterhöhe drehen Sie die Hände und strecken die Arme langsam durch. Die Handflächen zeigen nach oben. Recken Sie sich zum Himmel und lösen Sie gleichzeitig die Schultern. Lassen Sie alles Schwere aus den Schultern nach unten fallen. Bei der Streckung werden auch die Knie durchgedrückt.
- Nun beugen Sie sich langsam im Oberkörper nach vorne. Die Knie bleiben durchgedrückt.
- Rollen Sie langsam die Wirbelsäule ein und entspannen Sie diese. Die Hände sinken an den gestreckten Armen Richtung Fußboden – wie tief ist nicht entscheidend, bleiben Sie entspannt im ganzen Oberkörper. Der Kopf hängt, der Nacken ist entspannt, das Kinn berührt den Brustkorb.
- Dann entspannen und beugen Sie die Knie. Das Gesäß sinkt dabei – Sie nehmen eine hockende Position ein.
- Drehen Sie die Handflächen nach oben und richten Sie sich langsam wieder auf. Wiederholen Sie die Übung einige Male.
- Zum Abschluss sammeln Sie Ihre Aufmerksamkeit im Unteren Dantian, auf das Sie Ihre Handflächen übereinander legen.

Übung Nr. 24: Qi in den Magen, den Dünndarm und den Dickdarm senden

Organsystem: Magen, Dünndarm, Dickdarm, Bauchspeicheldrüse

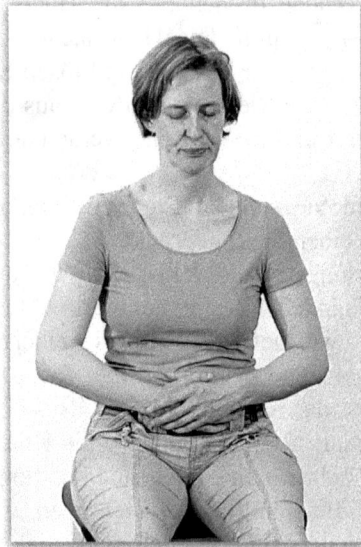

Vor der eigentlichen Übung sammeln Sie Ihren Speichel und schlucken ihn herunter.

Die Übung:

- Diese Übung wird im Sitzen ausgeführt, die Hände liegen auf dem Unterbauch übereinander.
- Lassen Sie die Zunge im Mund kreisen, um Speichel anzusammeln.
- Schlucken Sie diesen mit einem Lächeln in den Magen. Verweilen Sie kurz mit Ihrer Aufmerksamkeit dort. Dann führen Sie den Speichel in Ihrer Vorstellung zuerst weiter in den Dünndarm und dann in den Dickdarm. Auch an diesen Stationen belassen Sie Ihre Aufmerksamkeit eine Weile.
- Wiederholen Sie diese Übung einige Male. Lassen Sie den Speichel und Ihre Achtsamkeit ihre Arbeit tun.

Eine wunderbare Übung für Leute mit chronischen Magen- und Darmbeschwerden wie etwa Morbus Crohn. Allerdings braucht es Ausdauer, aber dann habe ich sensationelle Heilungen erlebt.

Übung Nr. 25: Die „Wolkentore" klopfen

Organsystem: Lunge, Dickdarm

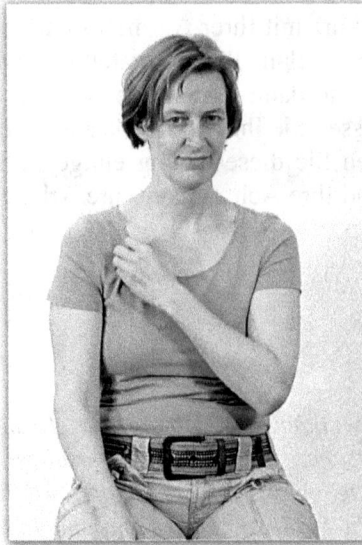

Die „Wolkentore" sind Akupunkturpunkte auf der Lungenleit-bahn, etwas unterhalb des Schlüsselbeins am äußersten oberen Rand des Brustkorbs.

Die Übung:

- Sitzen Sie entspannt und aufrecht auf dem vorderen Drittel eines Stuhls – also nicht angelehnt.
- Lösen und entspannen Sie den ganzen Körper, lassen Sie den Atem zur Ruhe kommen und das Herz und die Gedanken still werden.
- Spüren und lächeln Sie ohne geistige Anspannung ins Innere Ihres Brustkorbes bis tief in Ihre Lunge hinein.
- Klopfen Sie mit den zusammengelegten Fingerkuppen der rechten Hand (die sogenannte Hakenhand) das linke Wolkentor (s. Abb.) etwa zwei bis drei Minuten lang ab.
- Nun wiederholen Sie die Übung mit der anderen Seite.
- Zum Abschluss sammeln Sie Ihre Aufmerksamkeit im Unterbauch, die Hände liegen dabei übereinander auf dem Bauch.

Übung Nr. 26: Das Brustbein klopfen, um das Mittlere Dantian zu wecken

Organsystem: Herz, Herzbeutel, Leber

Diese Übung reguliert die Atmung, den Herzschlag und den Unterleib. Außerdem beruhigt sie die Emotionen.

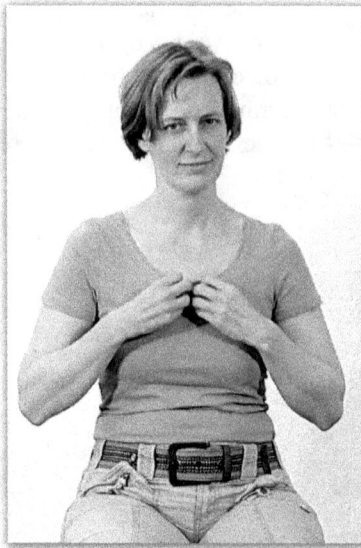

Das Mittlere Dantian liegt auf Höhe der Brustwarzen beim liegenden Menschen, etwa in der Mitte des Brustbeinknochens.

Die Übung:

- Die Ausgangsposition ist sitzend, stehend oder liegend.
- Klopfen Sie den gesamten Bereich um das Brustbein kräftig mit beiden Händen ab. Legen Sie dabei die Fingerkuppen jeder Hand zur Hakenhand zusammen. Zusätzlich können Sie dabei den Laut „Ong" (ausgesprochen: Ung) singen.
- Nach etwa zwei Minuten beenden Sie das Klopfen und spüren für mindestens 30 Sekunden der Energie in Ihrem Brustbeinbereich nach.

Das Brustbein mit der dahinterliegenden Thymusdrüse ist ein wichtiger energetischer Bereich des Körpers und der Sitz der Emotionen. Das Mittlere Dantian hat eine besondere Affinität zu unserer psychischen Verfassung und gilt als wichtiges Qi-Zentrum, insbesondere für die Frau und deren Brüste.

Übung Nr. 27: Die Brüste massieren

Organsystem: Leber, Magen, Niere

Diese Übung stärkt die weiblichen Energien (das Yin) und löst übermäßig starke Emotionen auf.

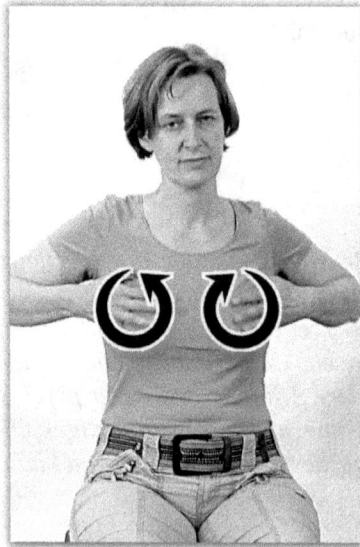

Diese Übung ist auch zur Vorbeugung von Brustkrebs geeignet.

Die Übung:

- Sie können im Sitzen, Liegen oder Stehen üben. Die Übung ist am wirkungsvollsten, wenn der Oberkörper unbekleidet ist.
- Kommen Sie zur Ruhe und entspannen Sie den Körper.
- Spüren Sie tief in Ihre Brüste hinein und lächeln Sie dabei.
- Reiben Sie kurz Ihre Hände, bis diese angenehm warm sind.
- Legen Sie die Hände auf die Brüste und spüren Sie die wohlige Wärme.
- Kreisen Sie dann mit den Händen sanft massierend innen zwischen den Brüsten herunter und außen an den Brüsten wieder hinauf. Dadurch werden Blockaden aufgelöst und negative Energien ausgeleitet. Wiederholen Sie dies 36-mal.
- Dann kreisen Sie 36-mal in die andere Richtung, um den Brüsten frische Energie zuzuführen.
- Zum Schluss nehmen Sie Ihre Brüste in die Hände und heben sie leicht hoch. Verweilen Sie drei bis fünf Atemzüge in dieser Position und lächeln Sie dankbar in Ihre Brüste.

Übung Nr. 28: Die 4 magischen Punkte massieren

Organsystem: Magen, Milz/Bauchspeicheldrüse, Dünndarm, Dickdarm

Diese Übung regt die Verdauung an und stärkt die Lebenskraft. Sie aktiviert das Untere Dantian sowie die Kraft des Magens und regt die Entgiftung an.

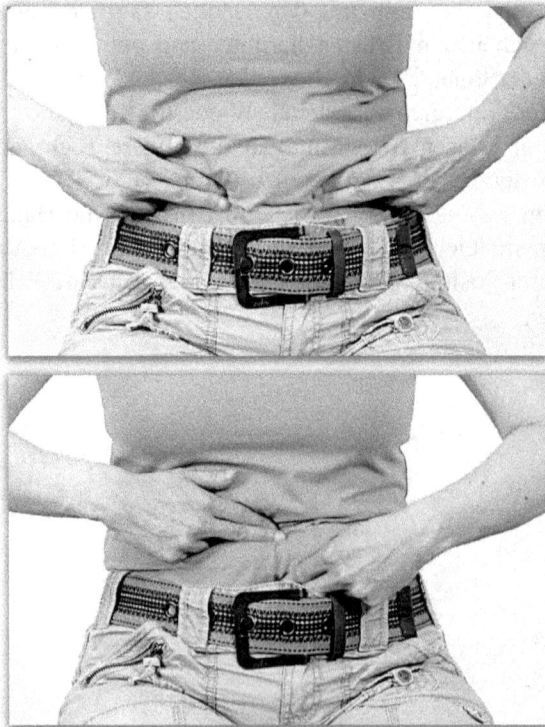

Die vier magischen Punkte befinden sich neben, über und unter dem Bauchnabel.

Die Übung:

- Diese Massage können Sie im Liegen oder im Sitzen durchführen.
- Kommen Sie zur Ruhe und spüren Sie sanft, ohne zu starken Fokus, in das Innere Ihres Bauches hinein.
- Massieren Sie zunächst die beiden Punkte, die rechts und links etwa drei Finger breit neben dem Bauchnabel liegen, etwa eine Minute lang mit kräftigen, kreisenden Bewegungen der Mittelfinger.
- Nun massieren Sie die beiden Punkte, die sich etwa drei Finger breit über und unter dem Bauchnabel befinden – wieder gleichzeitig mit beiden Mittelfingern.

Magie ist das Stichwort. Und daran fehlt es der Schulmedizin oft. Diese vier Punkte sind extrem wichtig für die Energieverteilung, die in unserer Mitte stattfindet und bestimmend für die gesamte körperliche Verfassung ist.

Übung Nr. 29: Den Bauch massieren

Organsystem: Magen, Milz/Bauchspeicheldrüse, Dünndarm, Dickdarm

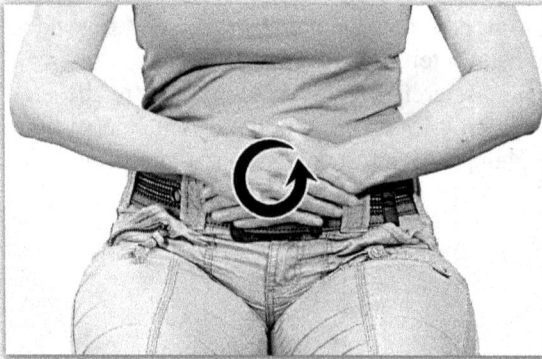

Diese Massage wirkt direkt auf den Bauch, aber auch auf das allgemeine Wohlbefinden.

Die Übung:

- Führen Sie diese Massage sitzend oder liegend durch.
- Kommen Sie zur Ruhe und spüren Sie tief in Ihren Bauchbereich hinein.
- Massieren Sie mit übereinander gelegten Händen Ihren Bauch im Uhrzeigersinn kreisend 36-mal.
- Wechseln Sie die Richtung und massieren Sie ihn nun 36-mal gegen den Uhrzeigersinn.

Alternativ können Sie mit der linken Hand die linke Bauchseite und mit der rechten Hand die rechte Bauchseite kreisend massieren.

Im Altertum stand der Bauch für eine gewisse Stärke und Verwurzelung. Ein wenig Bauch als störend und unangenehm anzusehen, ist eine Modeerscheinung unserer Zeit.

Übung Nr. 30: Mit dem Bauch atmen

Organsystem: Magen, Dünndarm, Herz, Niere

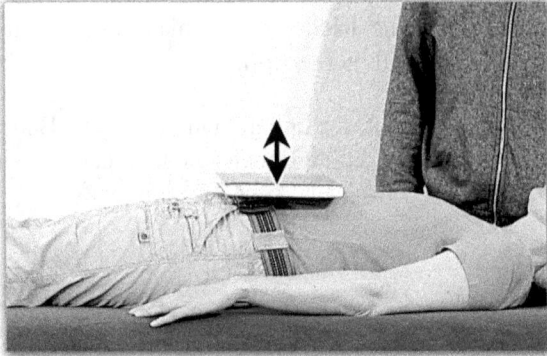

Praktizieren Sie diese Übung mindestens drei Minuten, gerne auch eine Stunde oder sogar noch länger.

Die Übung:

- Optimal ist es, diese Atemübung im Liegen zu praktizieren. Sie kann aber auch im Sitzen oder Stehen durchgeführt werden.
- Kommen Sie zur Ruhe.
- Spüren Sie tief ins Bauchinnere hinein und beobachten Sie gleichzeitig ganz entspannt Ihren Atem. Die Bauchdecke sollte sich beim Einatmen heben und beim Ausatmen senken. Legen Sie ggf. zur Kontrolle die Hände oder ein Buch auf Ihren Bauch. So können Sie feststellen, ob Sie wirklich mit dem Bauch oder nur oberflächlich mit dem Brustkorb atmen und Ihre Atmung entsprechend korrigieren.
- Atmen Sie so mindestens drei Minuten lang, bei Bedarf aber auch gerne eine Stunde und länger.

Übung Nr. 31: Mit dem Geist im Solarplexus verweilen

Organsystem: Magen, Bauchspeicheldrüse

Diese Übung stärkt die Funktion des Organsystems Magen, hilft der Verdauung und beseitigt übermäßige Zweifel. Außerdem unterstützt sie die Augen. Praktizieren Sie sie 3 bis 40 Minuten täglich, je nach Wunsch und Bedarf. Bei starken Magenschmerzen oder anderen schweren oder chronischen Magenbeschwerden sind mindestens 25 Minuten angezeigt.

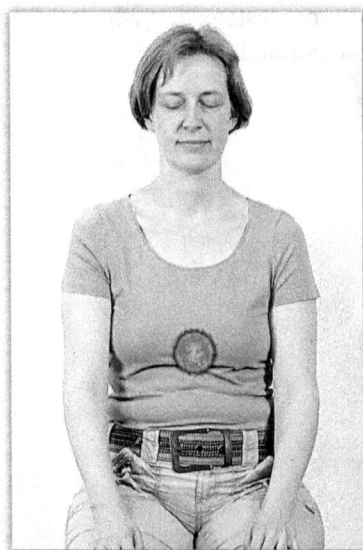

Es ist gar nicht so einfach, einen Bereich des Körpers einfach nur wahrzunehmen.

Die Übung:

- Diese Übung können Sie in allen drei Positionen praktizieren.
- Kommen Sie zur Ruhe und lassen Sie auch Ihren Atem ruhig werden.
- Lassen Sie Ihre Aufmerksamkeit sanft im Solarplexus verweilen. Dieser befindet sich unterhalb des Brustbeins in der Mitte des Oberbauches und ist etwa so groß wie eine Orange.
- Lassen Sie alle Gedanken, die aufsteigen, ziehen. Seien Sie geduldig mit sich selbst: Wenn Sie merken, dass Sie mit den Gedanken abgeschweift sind, führen Sie Ihre Aufmerksamkeit einfach entspannt wieder in den Solarplexus-Bereich zurück. Nehmen Sie alles wahr, was wahrnehmbar ist, und tun Sie sonst nichts.

Der Solarplexus gilt in der buddhistischen Praxis als Chakra (Energiezentrum). Hier sammeln sich oft negative Erfahrungen oder Emotionen, die dann zu schädlichen Blockaden führen.

Übung Nr. 32: Den Nacken klopfen

Organsystem: Blase, Herz

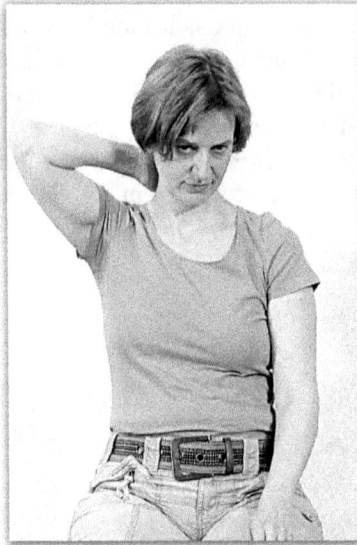

Es wird mit der Hohlhand mittelkräftig geklopft.

Die Übung:

- Führen Sie diese Klopfmassage im Stehen oder Sitzen aus.
- Lassen Sie alles los und reiben Sie kräftig Ihre Hände, insbesondere die Laogongpunkte in der Mitte der Handflächen, bis diese richtig heiß sind.
- Legen Sie die Hände auf den Nackenbereich und spüren Sie, wie die Wärme sich ausbreitet.
- Dann klopfen Sie mit einer leichten Hohlhand den Nacken mittelkräftig ab.

So drastisch hat es einmal einer meiner Dao-Meister ausgedrückt: „Im Nacken und in den Beinen entscheidet sich Leben und Tod." Also, ran ans Massieren!

Übung Nr. 33: Die Nieren glühend heiß massieren

Organsystem: Niere, Blase, Herz

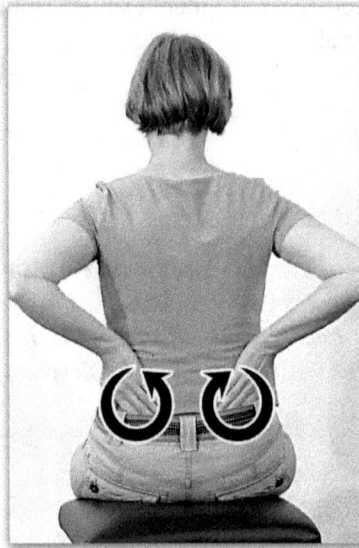

Sehr wirksam – es kann aber eine Weile dauern, bis der Bereich wirklich heiß wird.

Die Übung:

- Führen Sie diese Massage sitzend oder stehend aus.
- Reiben Sie Ihre Hände kräftig aneinander, bis sie richtig heiß sind.
- Legen Sie sie dann auf die Nieren und spüren Sie, wie die Wärme in diese einsinkt.
- Dann massieren Sie kreisend Ihren unteren Rücken auf Höhe der Nieren – so lange, bis dieser Bereich anfängt zu „glühen".
- Reiben Sie zwischendurch die Hände immer wieder, um neue Hitze zu erzeugen. Führen Sie die Kreisbewegungen in beiden Richtungen durch.

Das Organsystem Niere kontrolliert das innere Immunsystem. „Halte deine Nieren warm!" hat mir schon meine erleuchtete Oma beigebracht. Und die Ohren und die Füße, um es komplett zu machen, denn diese stehen ebenfalls unter der Kontrolle der Nieren.

Übung Nr. 34: Das Kreuzbein klopfen

Organsystem: Niere, Blase

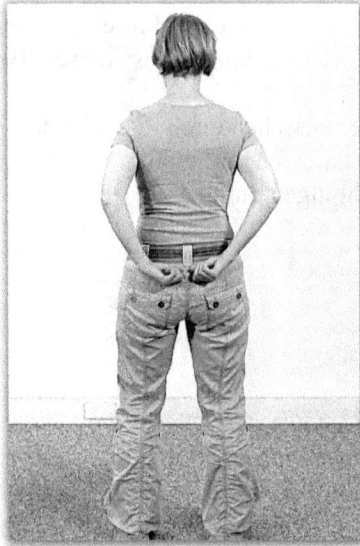

Auf dem Kreuzbein liegt die Blasenleitbahn, die durch das Klopfen angeregt wird.

Die Übung:

- Die Ausgangsposition ist stehend.
- Kommen Sie zur Ruhe.
- Spüren Sie sanft in das Kreuzbein am unteren Rücken hinein.
- Bilden Sie mit Ihren Händen leichte, lockere Fäuste. Klopfen Sie nun das Kreuzbein kräftig ab – es darf ein wenig schmerzen. So werden die Akupunkturpunkte der Blasenleitbahn, die sich in diesem Bereich befinden, „geweckt". Am besten praktizieren Sie diese Klopfmassage mehrmals täglich etwa ein bis zwei Minuten.

Das Kreuzbein (lateinisch: Os Sacrum – heiliger Knochen) ist ein Tor in andere Dimensionen. Dort wird u.a. das Nieren-Qi gespeichert. Diese Übung wirkt stärkend bis ins Mark, auch im übertragenen Sinne!

Übung Nr. 35: Sich vor dem Leben verbeugen

Organsystem: Blase, Herz, Niere

Diese Übung fördert Demut und Dankbarkeit, stärkt Rücken, Blase und Nieren und macht die Wirbelsäule flexibel.

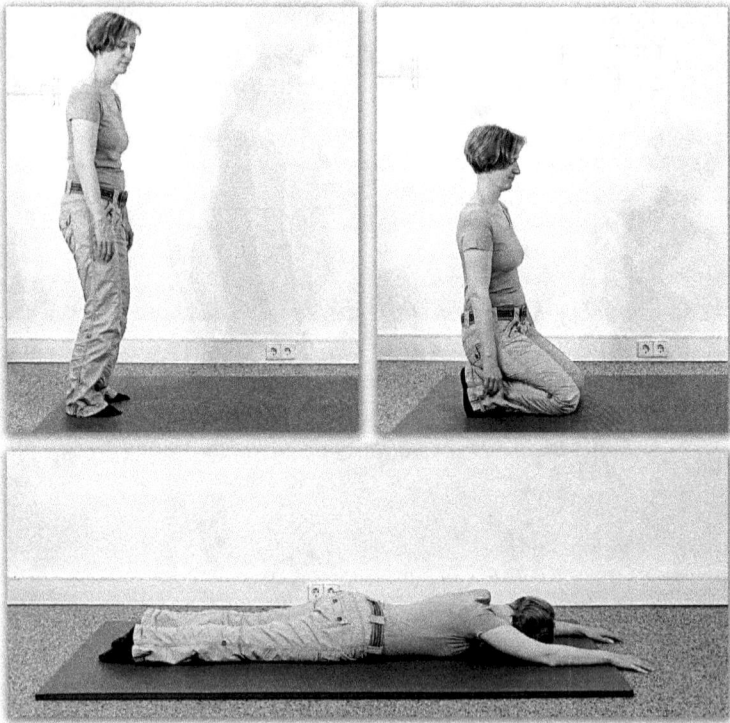

Praktizieren Sie diese tiefgreifende Übung mindestens einmal täglich.

Die Übung:

- Die Ausgangsposition ist stehend.
- Kommen Sie zur Ruhe.
- Gehen Sie auf die Knie und legen Sie sich dann komplett flach auf den Boden. Die Arme sind nach vorne ausgestreckt.
- Bleiben Sie einen Moment so liegen und danken Sie der Erde.
- Dann kommen Sie langsam wieder hoch und kehren in den Alltag zurück.

Sollten Sie diese Übung so nicht durchführen können, reicht es auch, in den engen Qigongstand zu gehen und sich mit gestreckten Beinen nach vorne zu verbeugen, so weit, wie es Ihnen möglich ist. Bleiben Sie einige Sekunden in dieser Haltung und richten Sie sich dann mit gebeugten Knien langsam wieder auf.

Übung Nr. 36: Die Magenleitbahn anregen

Organsystem: Magen

Diese Massage hilft der Verdauung im Allgemeinen und dem Magen. Außerdem ist sie bei Kniebeschwerden und Schmerzen an den Vorder- und Außenseiten der Beine sehr hilfreich.

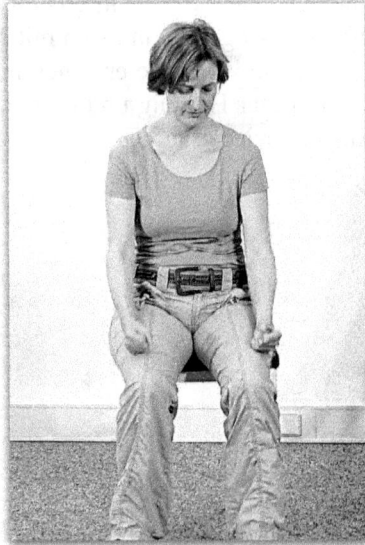

Die Magenleitbahn verläuft auf der Oberseite der Oberschenkel.

Die Übung:

- Die Ausgangsposition ist sitzend auf einem Stuhl.
- Bilden Sie mit Ihren Händen leichte lockere Fäuste und klopfen Sie die Oberschenkel kräftig ab.
- Zusätzlich können Sie auch die Schienbeine kraftvoll abklopfen. Bearbeiten Sie beide Beine gleichzeitig, ca. drei Minuten.

Der Magen gilt als „Quelle der Heilung".
Wenn der Magen in Ordnung ist, kann
jede Krankheit geheilt werden, haben mich
meine daoistischen Meister gelehrt.

Übung Nr. 37: Mit den Knien kreisen

Organsystem: Niere, Leber, Milz, Blase, Gallenblase, Magen

Diese Übung kommt aus dem Gelenk-Qigong, welches besonders bei orthopädischen Problemen eingesetzt wird. Sie fördert Standfestigkeit und Flexibilität und stärkt die Wirbelsäule, die Beingelenke und das Gehirn.

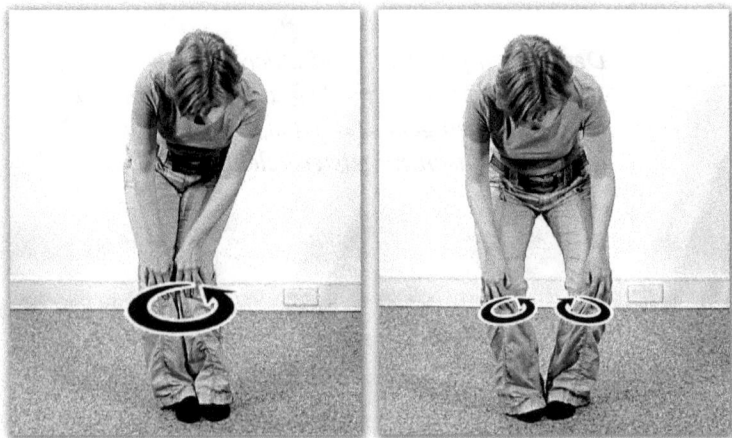

Gesundheit fängt in den Beinen an.

Die Übung:

- Stellen Sie sich hin, die Füße eng nebeneinander.
- Lassen Sie Atmung und Geist zur Ruhe kommen und legen Sie die Handflächen auf die Knie.
- Nun kreisen Sie langsam, sanft und vorsichtig mit beiden Knien einmal linksherum.
- Dann wechseln Sie die Richtung und bewegen die Knie einmal rechtsherum.
- Öffnen Sie die Knie und kreisen Sie gleichzeitig mit dem linken Knie linksherum und mit dem rechten rechtsherum – wiederum einmal.
- Ändern Sie wieder die Richtung: Das linke Knie kreist nun rechtsherum, das rechte linksherum.
- Wiederholen Sie die gesamte Übungsabfolge.
- Zum Abschluss gehen Sie einmal kurz so tief in die Hocke, wie es Ihnen möglich ist. Die Fußsohlen bleiben dabei komplett auf dem Boden.

Übung Nr. 38: Die Kniekehle kräftig klopfen

Organsystem: Blase

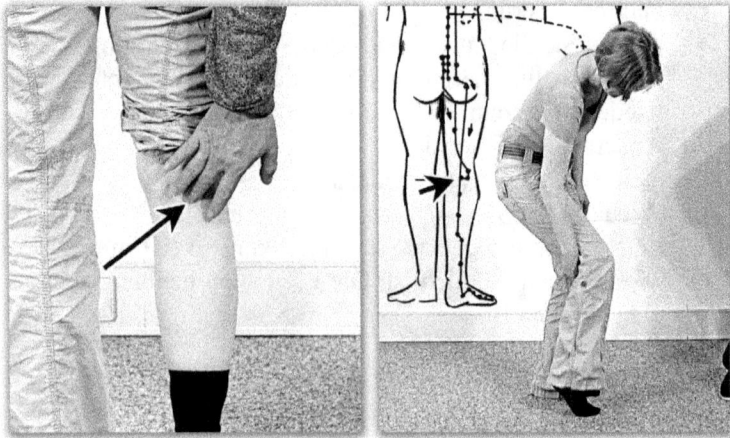

Das Klopfen dieses Punktes stärkt die Beine und den Körper auch ganz allgemein.

Die Übung:

- Üben Sie im Stehen.
- Setzen Sie das rechte Bein etwas zur Seite heraus und klopfen Sie mit dem Daumenknöchel 30 bis 60 Sekunden kräftig in die Kniekehle. Das darf auch etwas schmerzhaft sein.
- Beklopfen Sie nun die andere Kniekehle.

Viele Knieprobleme wie Muskel-, Bänder- und Meniskusbeschwerden haben ihre Ursache in einer Blockade des hinteren Knies. Das wird oft verkannt! Diese Klopfmassage lege ich deswegen besonders Sportlern ans Herz: Führen Sie sie regelmäßig durch, um Blockaden aufzulösen und ihre Neubildung zu verhindern.

Übung Nr. 39: Die Yongquanpunkte erwärmen

Organsystem: Niere, Herz

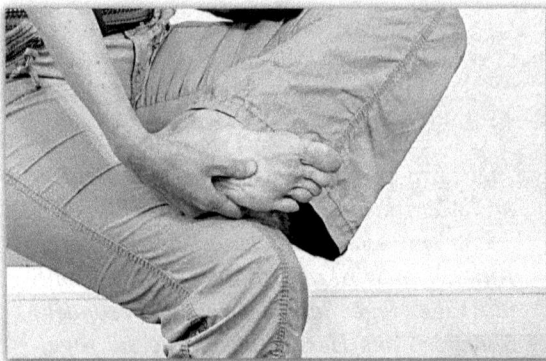

Diese Massage wärmt die Nieren und den Unterleib und beseitigt Kälte im ganzen Körper.

Die Übung:

- Diese Massage können Sie am besten sitzend ausführen.
- Legen Sie den rechten Fuß auf den linken Oberschenkel.
- Entspannen Sie die Hüfte.
- Reiben Sie Ihre Handflächen kräftig so lange, bis sie richtig schön heiß sind.
- Umfassen Sie dann die Mitte des Fußes und spüren Sie, wie die Wärme in den Fuß fließt.
- Reiben und massieren Sie den Yongquanpunkt des Fußes, der sich genau in der Mitte der Fußsohle befindet, kräftig und so lange, bis eine starke Hitze spürbar wird.
- Massieren Sie nun den anderen Fuß.

Yongquan bedeutet „sprudelnde Quelle". Über die Yongquanpunkte sind wir mit unserer irdischen Quelle verbunden. Das Massieren dieser Punkte stärkt unsere Wurzeln.

Übung Nr. 40: Die Leberleitbahn am Fuß massieren

Organsystem: Leber

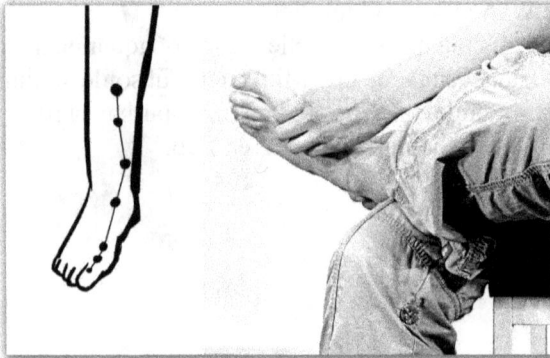

Massieren Sie jeden Fuß ca. eine Minute lang.

Die Übung:

- Setzen Sie sich bequem auf einen Stuhl.
- Legen Sie den rechten Fuß auf den linken Oberschenkel.
- Reiben und massieren Sie den Bereich zwischen dem großen Zeh und dem Zeh daneben bis hoch zum Rist kraftvoll ca. eine Minute lang.
- Wechseln Sie die Seite.

Im Organsystem Leber spielen sich alle Emotionen ab. Es ist zudem eine Art hormonelles „Schutzschild" für den Körper, insbesondere für die Frau. Einige Ärzte der Chinesischen Medizin behandeln fast alle Erkrankungen über dieses System.

Übung Nr. 41: Über den Fuß den gesamten Körper harmonisieren

Organsystem: Milz/Bauchspeicheldrüse

Diese Massage bearbeitet einen Bereich am Fuß, der der Kontrolle des Organsystems Milz/Bauchspeicheldrüse unterliegt, und deshalb eine harmonisierende Wirkung auf den gesamten Organismus hat. Diese Massage ist eher entspannend und allgemein regulierend als spezifisch in ihrer Wirkung.

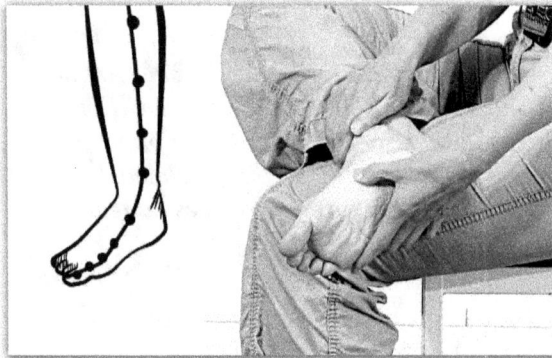

Wohltuend auch als kurze Verschnaufpause für den Körper zu jeder Tageszeit.

Die Übung:

- Setzen Sie sich bequem auf einen Stuhl.
- Legen Sie den rechten Fuß auf den linken Oberschenkel.
- Massieren sie den seitlichen Fußbereich vom großen Zeh bis zum Knöchel kraftvoll und fließend. Beginnen Sie immer wieder am Zeh und streichen und massieren dann aufwärts – etwa zwei bis drei Minuten lang.
- Wechseln Sie die Seite.

Übung Nr. 42: Die Knochenatmung

Organsystem: Niere, Leber, Herz

Diese ganz besondere Atemmethode zur Stärkung der Sexualkraft, Erweckung der Beinkraft und Beruhigung des Geistes ist ein wahrer Schatz aus der daoistischen Alchemie. Die Auswirkungen werden nach wenigen Wochen des Übens deutlich spürbar – in den Beinen, den Knochen, dem Gehirn und der Wirbelsäule. Auch die Blutbildung und das Immunsystem profitieren von dieser Atemübung.

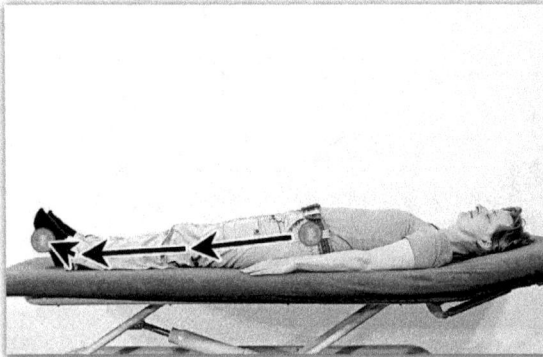

In der Vorstellung strömt der Atem durch die Beine und die Füße aus dem Körper heraus.

Die Übung:

- Liegen Sie entspannt, lassen Sie den Atem und Ihre Gedanken ruhig werden.
- Lächeln Sie sanft und entspannen Sie nach und nach den gesamten Körper. Stellen Sie sich vor, dass dieser – wie Eis in der Sonne – in den Boden oder das Bett hinein zerfließt.
- Dann atmen Sie ein. Ihre Aufmerksamkeit richten Sie dabei vollständig auf Ihren Atem.
- Nun atmen Sie aus und stellen sich dabei vor, dass der Atem vom Unterbauch/dem Unteren Dantian aus durch die Beinknochen strömt und den Körper durch die Zehen und die Yongquanpunkte (in der Mitte der Fußsohlen) wieder verlässt.
- Atmen Sie so etwa 15 bis 40 Minuten: Bei jedem Einatmen spüren Sie in den Unterbauch, bei jedem Ausatmen lassen Sie den Atem durch die Beinknochen bis in die Füße und von dort aus dem Körper herausströmen.

Übung Nr. 43: Auf den Zehen und den Fersen stehen und gehen

Organsystem: Niere, Blase, Magen

Diese Übung hilft bei jeglichen Fußproblemen und regt das Qi der Beinmeridiane an. Stabilität und Flexibilität der Beine werden gefördert.

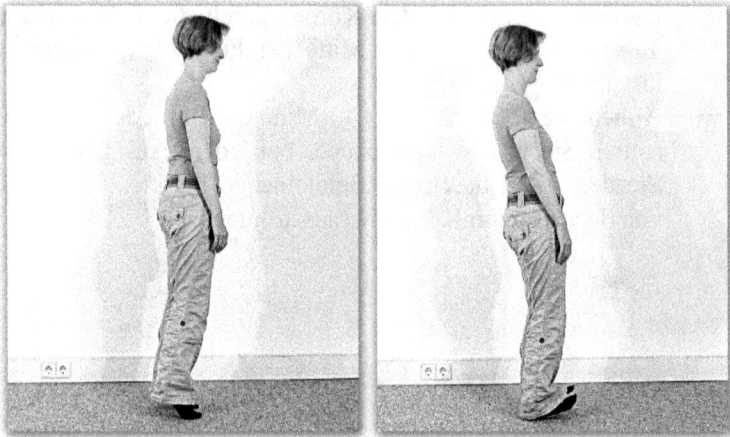

Stellen Sie sich abwechselnd auf die Fußballen und die Fersen.

Die Übung:

- Diese Übung wird im Stehen ausgeführt.
- Stellen Sie sich vor, dass Sie während des Einatmens langsam am Baihui (dem Scheitelpunkt) nach oben gezogen werden. Stellen Sie sich dabei auf die Fußballen.
- Beim Ausatmen sinken Sie langsam zurück, bis die Füße wieder flach auf dem Boden stehen.
- Beim nächsten Einatmen stellen Sie sich auf die Fersen.
- Mit dem Ausatmen begeben Sie sich langsam wieder in die Ausgangsposition.
- Wiederholen Sie diese Übung zwei bis drei Minuten lang.

Etwas intensiver wird die Wirkung, wenn Sie zwischen dem Ein- und Ausatmen eine Atempause machen, in der Sie ein bis zwei Schritte vorwärts oder rückwärts gehen – entweder auf den Ballen oder den Fersen.

Übung Nr. 44: Die Schlangenbewegung

Organsystem: Blase, Niere, Herz

Diese Übung stammt aus einer der effektivsten Wirbelsäulen-Qigongformen. Sie stärkt die Wirbelsäule, die Knochen, das Gehirn und die Nieren.

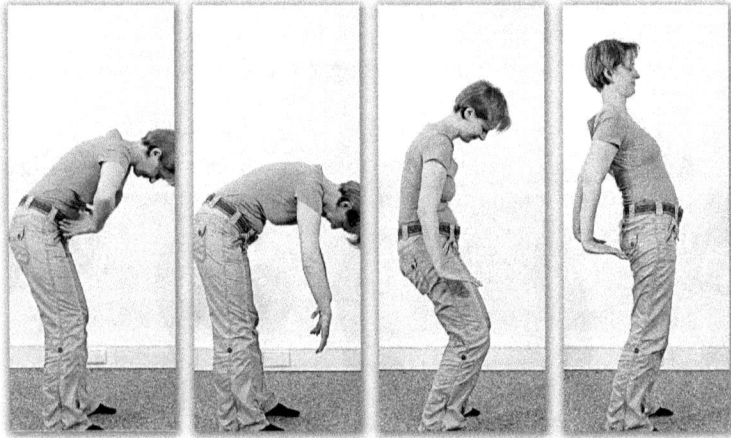

Hier wird jeder einzelne Wirbel bewegt.

Die Übung:

- Sie stehen im schulterbreiten Qigongstand. Entspannt, locker, heiter, aufrecht und gelassen.
- Bewegen Sie sich aus dem Kreuzbeinbereich heraus in einer Schlangen- oder Wellenbewegung nach vorne und hinten. Ihre Achtsamkeit begleitet die Bewegung von der Fußsohle bis hinauf in den Scheitelpunkt. Versuchen Sie, jeden Wirbel einzeln zu spüren. Stellen Sie sich vor, Sie seien Tang im Meer, der von der Meeresströmung ständig sanft hin und her bewegt wird. Seien Sie entspannt und gelöst und lassen Sie sich für 5, 10 oder 15 Minuten treiben.[2]
- Zum Abschluss spüren Sie einige Minuten still in Ihren Körper hinein.

---

[2]Die Videoanleitung zu dieser Übung finden Sie auf unserer Homepage www.lotus-press.com unter Bonusmaterial.

Übung Nr. 45: Die rote heiße Kugel

Organsystem: Herz, Niere

Diese Übung stammt aus dem sogenannten Stillen Qigong.

Sollten Sie abends im Bett üben, achten Sie bitte darauf, genug Zeit auf den Abschluss zu verwenden, damit Sie anschließend schlafen können. Üben Sie mindestens 20 Minuten am Stück, besser noch 30 bis 40 Minuten.

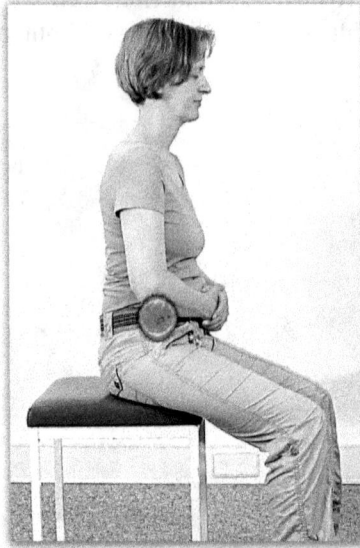

Die rote heiße Kugel: sehr einfach und sehr effektiv.

Die Übung:

- Diese Übung wird im Sitzen ausgeführt.
- Kommen Sie zur Ruhe.
- Stellen Sie sich eine rote heiße Kugel in Ihrem Unterbauch, auf Höhe oder etwas unterhalb Ihres Nabels gelegen, vor. Versuchen Sie, diese rote Kugel zu sehen oder zu spüren. Strengen Sie sich nicht an, konzentrieren Sie sich nicht zu stark, sondern geben Sie Ihrer Aufmerksamkeit nur immer wieder kurze Impulse in Richtung der Kugel. Sie können die Übung vereinfachen und ihre Wirkung verstärken, wenn Sie die Hände (Laogongpunkte) auf den Punkt „Qi Hai" legen. Er befindet sich etwa drei Finger breit unterhalb des Nabels.
- Zum Abschluss kommt das sogenannte „Einsammeln": Sie verweilen noch eine Weile mit Ihrer Aufmerksamkeit im Unteren Dantian, ohne sich die rote Kugel vorzustellen.

Diese Übung hat meinem Vater für viele Jahre das Leben verlängert. Sie erneuert das Ursprungs-Qi und hilft, im Alter gesund zu bleiben. Ich habe schon erlebt, dass sie bei schweren Erkrankungen wahre Wunder bewirkt hat, wenn sie über einen längeren Zeitraum täglich ausgeführt wurde.

Übung Nr. 46: Massage gegen sexuelle Störungen

Für Männer: Die Hoden wärmen und den Unterleib massieren

Organsystem: Niere

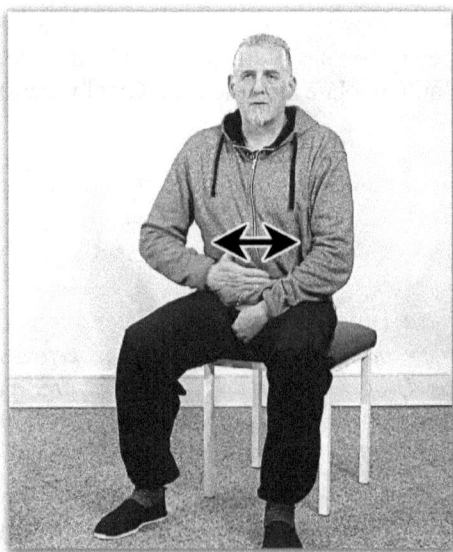

Vier Minuten gegen Prostatabeschwerden.

Die Übung:

- Diese Massage kann im Sitzen oder Liegen durchgeführt werden.
- Umfassen Sie mit einer Hand die Hoden, während die andere Hand den Unterleib auf Höhe des Schambeins sanft seitlich hin und her massiert, bis diese Region warm wird.
- Dann wechseln Sie die Hände und wiederholen die Massage. Jeweils etwa zwei Minuten.

Sex macht Spaß, ist aber auch ein Energieräuber. Mit dieser Massage wirken Sie dem Energieverlust entgegen. Daoistische Meister nutzen das angeregte Qi statt für den sexuellen Höhepunkt zur eigenen Kultivierung und Erlangung außerordentlicher Fähigkeiten.

133

Für Frauen: Die Brüste massieren und den Unterleib erwärmen

Organsystem: Leber, Niere

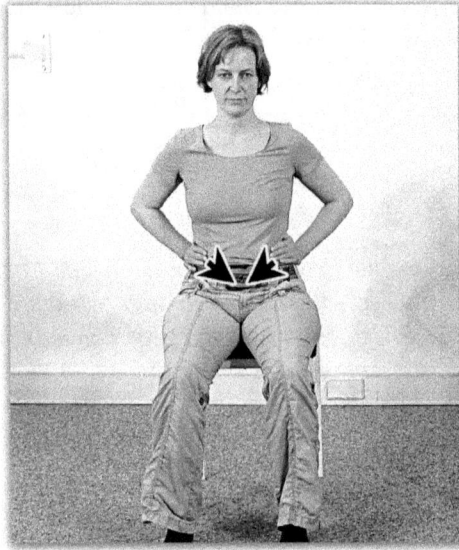

*Vor dieser Unterleibsmassage werden die Brüste massiert
(Übung Nr. 27).*

Die Übung:

- Die Massage kann sitzend oder liegend durchgeführt werden.
- Massieren Sie zunächst sanft die Brüste (siehe Übung Nr. 27).
- Dann massieren Sie den Unterleib, indem Sie mit beiden Händen so lange von der Taille aus in Richtung Schambein streichen, bis dieser ganze Bereich warm ist.

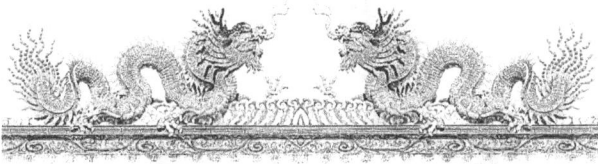

Praktiziere lieber täglich
wenig als selten viel.

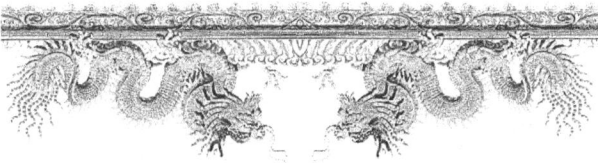

Übung Nr. 47: Die Nasenspitze und die Ohren massieren

Organsystem: Magen, Herz, Leber

Hoher Blutdruck sollte nicht auf die leichte Schulter genommen und konsequent angegangen werden, ggf. mit weiteren Therapien.

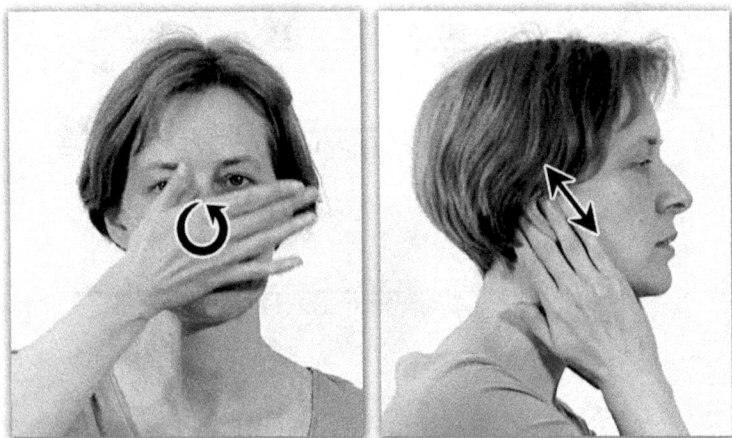

Diese Massagen sind auch nach einem Herzinfarkt hilfreich.

Die Übung:

- Diese Massagen können im Sitzen, Stehen oder Liegen durchgeführt werden.
- Reiben Sie Ihre Laogongpunkte, die sich in der Mitte Ihrer Handflächen befinden, aneinander, bis diese richtig heiß sind.
- Legen Sie nun die linke Handfläche mit dem Laogongpunkt auf die Mitte der Nasenspitze. Massieren Sie diese fließend mit sanftem Druck – ohne Schmerz – in eine Richtung 39-mal.
- Reiben Sie die Hände erneut und massieren Sie nun die Nasenspitze mit der rechten Hand 39-mal in der entgegengesetzten Richtung.
- Führen Sie dies möglichst zweimal hintereinander und nachmittags aus.

- Nun nehmen Sie Ihre Ohren zwischen die Mittel- und Ringfinger.
- Reiben Sie sie mit kräftigen Auf- und Abbewegungen 39-mal.
- Führen Sie dies gern mehrmals täglich aus. Sie können dazu leise den Herzlaut („Kaaa" oder „Haaa" – Übung Nr. 17) singen.

Übung Nr. 48: Den Nasenpunkt massieren

Organsystem: Milz, Magen, Leber

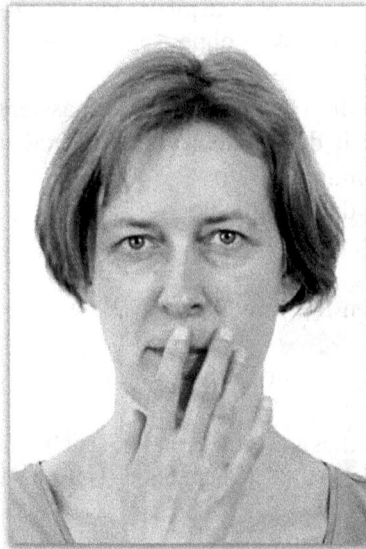

Dieser Akupunkturpunkt des Dumai-Meridians hat eine direkte Verbindung zum Gehirn, regt dieses an und harmonisiert es gleichzeitig.

Die Übung:

- Massieren Sie drei bis fünf Minuten lang mit dem Zeigefinger sanft den Bereich direkt unter Ihrer Nase in wechseln-
der Richtung.

Die Nase symbolisiert die Richtung, in die unser Leben verlaufen sollte. Sie zeigt nach vorne und in der richtigen Qigong-haltung mit leicht angezogenem Nacken nach unten in Richtung unteres Dantian, unserer Mitte.

Übung Nr. 49: Die Arme heben und den Lungenlaut rezitieren

Organsystem: Lunge

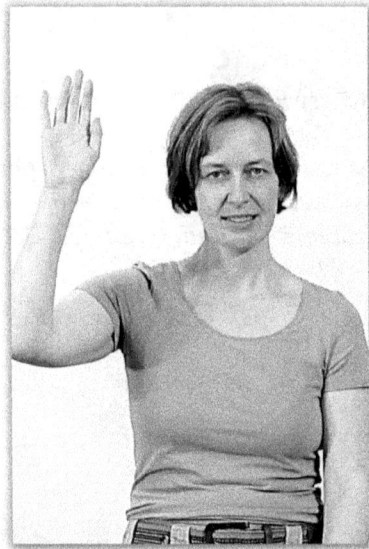

Eine einfache Methode, um Nasenbluten zu stoppen.

Die Übung:

- Wenn Sie aus beiden Nasenlöchern bluten, heben Sie beide Arme mit geöffneten Händen bis über den Kopf. Die Handflächen zeigen nach vorn. Tönen Sie nun leise den Lungenlaut „ßßß", also ein scharfes langgezogenes „S" (siehe auch Übung Nr. 17).
- Praktizieren Sie diese Kombination (Haltung + Laut) mindestens ein bis zwei Minuten oder bis das Nasenbluten aufhört.

Wenn die Nase nur auf einer Seite verstopft ist oder Sie nur aus einem Nasenloch bluten, heben Sie jeweils den gegenüberliegenden Arm. Durch das Heben der Arme wird sehr schnell viel Energie in die Lunge und das Herz geleitet.

Über die Bewegung der Arme regen wir nicht nur die Schultern an. Gerade für die Lunge sind korrekte Armbewegungen wichtig, damit sie sich ständig ausdehnen und zusammenziehen kann, wie es benötigt wird. Wir betrachten den Körper oft zu isoliert und übersehen solche Zusammenhänge. Bewegen Sie bei Erkältungen oder Atembeschwerden deshalb einfach mal sanft die Arme spiralig oder praktizieren Sie diese Übung.

Übung Nr. 50: „Dickdarm 11" massieren und klopfen

Organsystem: Dickdarm

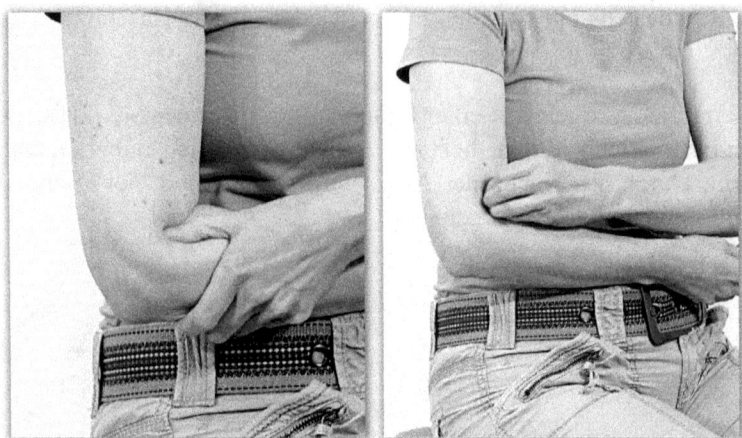

Der Punkt „Dickdarm 11" wird sowohl massiert als auch geklopft.

Die Übung:

- Sie finden den Akupunkturpunkt „Dickdarm 11" am Ende der Falte, die entsteht, wenn Sie Ihren Unterarm an den Oberarm anlegen.
- Massieren Sie diesen Punkt am rechten Arm mit dem Daumen etwa zwei Minuten lang kreisend und kräftig sowohl rechts- als auch linksherum.
- Führen Sie die Massage dann am linken Arm durch.
- Nun beklopfen Sie den Dickdarm-11-Punkt des rechten Armes mit der linken Hakenhand (alle Fingerspitzen sind zusammengelegt) für etwa ein bis zwei Minuten. Dies wirkt anregend auf das Organsystem Dickdarm.
- Führen Sie die Klopfmassage auch am anderen Arm durch.

Warnhinweis: Nicht während einer starken Monatsblutung oder in der Schwangerschaft anwenden.

Übung Nr. 51: Handgelenke kreisen lassen

Organsystem: Herz, Niere

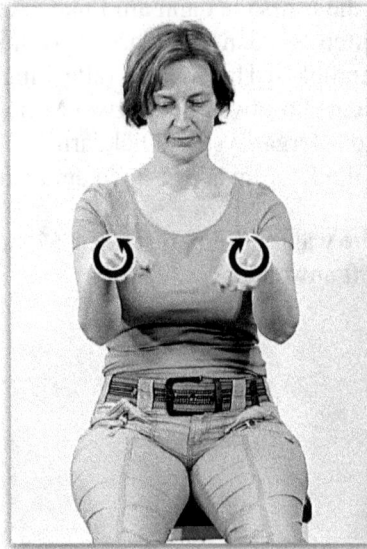

Hier kreisen nur die Handgelenke, nicht die Ellbogen oder Schultern.

Die Übung:

- Die Ausgangsposition ist sitzend.
- Um ein besseres Gefühl für die Übung zu bekommen, halten Sie zunächst mit der rechten Hand den linken Unterarm sanft fest. Mit der linken Hand bilden Sie eine leichte Faust.
- Lassen Sie nun das linke Handgelenk zuerst rechts- dann linksherum kreisen – jeweils etwa eine Minute.
- Wiederholen Sie die Übung mit dem anderen Handgelenk.
- Sie können auch mit beiden Handgelenken gleichzeitig kreisen – die Ellbogen und Schultern bleiben dabei nach wie vor unbewegt.

Die Handgelenke regieren den Brustkorb, die Arme, die Lunge, das Herz, die Sinne und den Kopf. Sanftes und korrektes Üben bringt viele Vorteile.

Übung Nr. 52: Duschen gegen eine Erkältung

Organsystem: Lunge, Blase

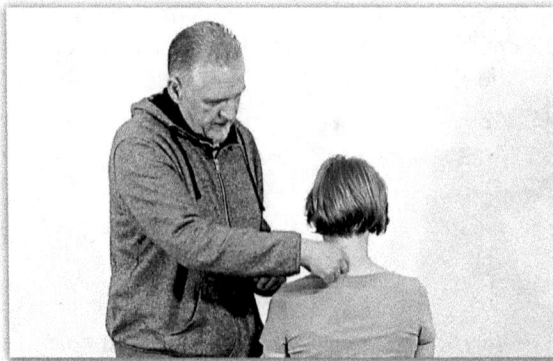

Hier ist der Punkt „Dazhui", der „große Wirbel"

Die Übung:

- Der Akupunkturpunkt „Dazhui" (großer Wirbel) befindet sich genau auf dem Übergang von der Brust- zur Halswirbelsäule. Sie können dort einen „Gnubbel" fühlen.
- Bei den ersten Anzeichen einer beginnenden Erkältung duschen Sie den Dazhui mindestens 10 Minuten lang so heiß wie möglich ab.
- Anschließend duschen Sie auch die Außenseiten der Beine und die Füße mindestens drei Minuten ab – so heiß, wie sie es aushalten können.
- Danach legen Sie sich möglichst ins Bett oder ziehen sich zumindest warm an.

Übung Nr. 53: Den Ringfinger einrollen

Organsystem: Lunge, Milz, Niere

Diese und die folgende Übung sind kleine Hilfen bei einer Krebser-
krankung. Sie dienen der Ausscheidung von Toxinen und der Stärkung des Immunsystems. Qigongübungen werden in China erfolgreich im Rahmen von Krebstherapien eingesetzt. Der Patient ver-
wendet dann mehrere Stunden täglich auf die Übungen.

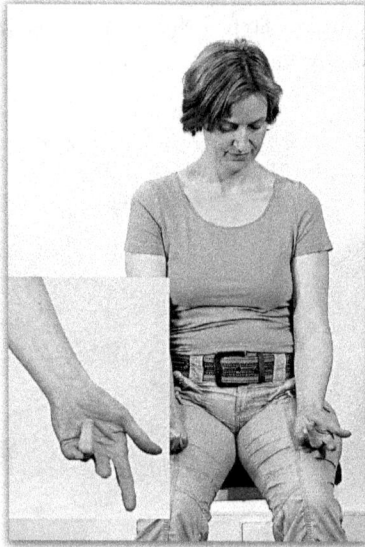

*Dieser Punkt aktiviert das Lymph- und stärkt das Immunsys-
tem.*

Die Übung:

- Die Ausgangsposition ist sitzend oder liegend.
- Rollen Sie beide Ringfinger ein und legen Sie sie sanft auf die Punkte in der Mitte Ihrer Handflächen. Halten Sie sie und auch Ihre Aufmerksamkeit für mindestens zwei bis drei Minuten dort.
- Führen Sie diese Übung mehrmals am Tag durch. Sie aktiviert eine Energiezone, die die Lymphe reinigt und das Immunsystem stärkt.

Der Ringfinger gilt auch in der Chinesischen Medizin als Vermählungs- oder Partnerschaftsfinger. An seiner Wurzel finden wir wiederum ein mystisches Tor zur Seele.

Übung Nr. 54: Die umgekehrte Bauchatmung

Organsystem: Lunge, Niere, Milz, Leber

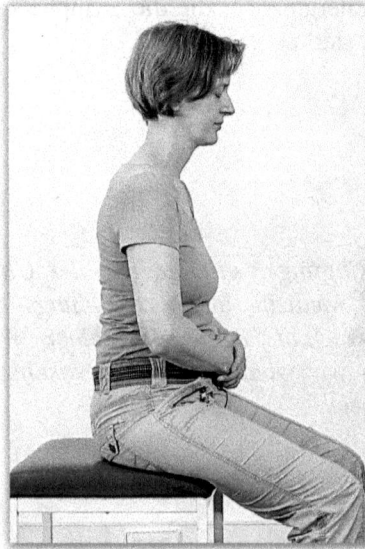

Achtsamkeitsübungen sind in ihrer Wirksamkeit nicht zu unterschätzen und haben bereits ihren Platz in der Schulmedizin.

Die Übung:

- Sitzen Sie entspannt und ruhig. Beobachten Sie Ihre Atmung, die fortwährend sanft fließt.
- Ändern Sie nun den Atemmodus und ziehen Sie während des Einatmens den Unterbauch sanft nach innen. Gleichzeitig ziehen Sie den Punkt „Huiyin" sanft nach oben. Er befindet sich im Dammbereich, also zwischen Ihrem Geschlechtsorgan und dem After. Dadurch wird die Entgiftung angeregt und frisches Qi in den Körper geleitet.
- Lösen Sie diese sanfte Anspannung mit dem Ausatmen wieder auf.
- Üben Sie, so lange Sie wollen. Üblich sind 25 bis 30 Minuten. Je schwerer Ihre Erkrankung ist, desto mehr Zeit investieren Sie in die Übung.

Wer's schnell mag, dem empfehle ich diese Übung. Aber nur ohne Zwang und Krampf. Bei ausdauernder Praxis wird sich die umgekehrte Bauchatmung während des Übens wie von selbst einstellen.

Übung Nr. 55: Laogong massieren

Organsystem: Herz, Herzbeutel

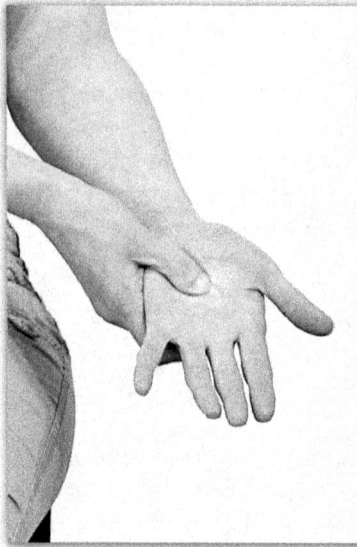

Die Laogongpunkte haben eine Verbindung zum Herzen.

Die Übung:

- Setzen Sie sich entspannt auf einen Stuhl.
- Rollen Sie den Mittelfinger der linken Hand sanft ein, um den Laogongpunkt zu finden: Er befindet sich genau an der Stelle, an der der Finger die Handfläche berührt.
- Massieren Sie den Laogongpunkt mittelkräftig mit dem Daumen der rechten Hand. Schmerzen sollten dabei nicht entstehen.
- Massieren Sie jede Hand zwei Minuten.

Die Loagongpunkte gehören zu den „5 Toren", durch die Qi ein- und austreten kann. Die anderen drei Punkte sind der Baihui (siehe Übung Nr. 7) und die Yongquanpunkte (siehe Übung Nr. 39). Die Loagongpunkte sind die direkten Verbindungspunkte zum Herzen. Händchenhalten ist also ein Akt tiefer Zuneigung, der zwei Herzen miteinander verbindet.

Übung Nr. 56: Fingerzwischenräume reiben

Organsystem: Blase, Niere

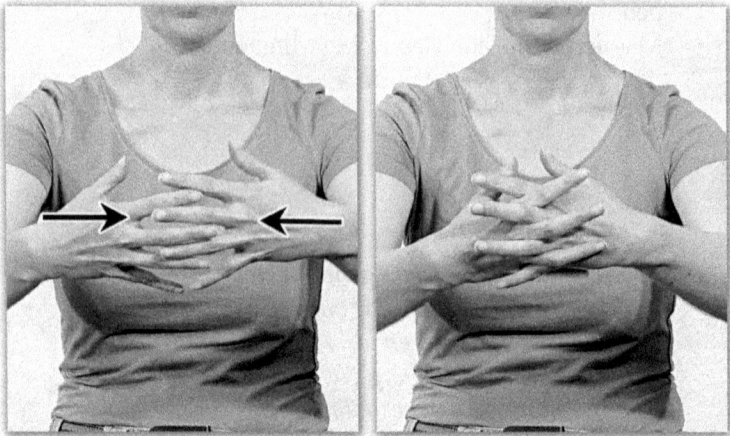

Diese Übung regt das Qi in der Wirbelsäule an.

Die Übung:

- Diese Übung sollte im Stehen ausgeführt werden (wegen der aufrechten und entspannteren Haltung der Wirbelsäule). Sollte dies nicht möglich sein, können Sie sie auch im Sitzen oder Liegen durchführen.
- Verschränken Sie Ihre Hände.
- Nun ziehen Sie die Hände auseinander, die Finger behalten dabei den Kontakt zueinander. Dann stoßen Sie sie ruckartig wieder ineinander. Diese Bewegung führen Sie kräftig und zügig zwei Minuten lang immer wieder aus. Ihre Aufmerksamkeit richten Sie dabei auf Ihre Wirbelsäule.

Die Übung wirkt nicht nur auf die Wirbelsäule, sondern hilft auch, das Herz auszubalancieren. Insbesondere in Verbindung mit der folgenden Übung, bei der wir die Fingerkuppen stimulieren.

Übung Nr. 57: Mit den Fingern spielen

Organsystem: Leber, Herz, Niere

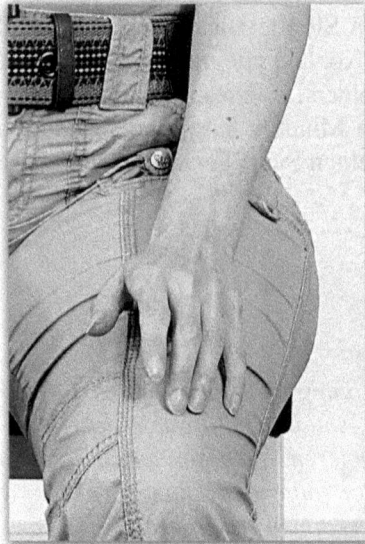

*Die Übung stärkt Herz, Leber und Gehirn und ist für Kinder
mit Lernstörungen besonders geeignet.*

Die Übung:

- Lassen Sie Ihre Fingerkuppen eine Tischplatte oder Ihre Oberschenkel berühren. Nacheinander – Finger für Finger. Spüren Sie jede Berührung der Kuppen auf der Auflage. Variieren Sie die Reihenfolge der Finger. Arbeiten Sie auch mit beiden Händen unterschiedlich.
- Diese Übung führen Sie etwa ein bis zwei Minuten lang durch – aber bitte nicht direkt vor dem Schlafengehen, weil sie sehr anregend wirkt.

Die Finger, insbesondere die Kuppen, sind Spiegel des Herzens und haben aufgrund ihrer großen Beweglichkeit außerdem einen Bezug zur Leber. Deshalb lohnt es sich, sie mit dieser Übung zu trainieren. Ich habe damit so manche Schulprobleme bei meinen kleinen Patienten lösen können!

Übung Nr. 58: „Milz 10" („Meer des Xue") massieren

Organsystem: Milz/Bauchspeicheldrüse

Diese Massage ist bei allen Problemen, die mit dem Blut (chin. „Xue") zu tun haben, äußerst wirksam. In der chinesischen Medizin spricht man z.B. von „schwachem", „leerem" oder „erhitztem" Blut. Die Massage stärkt das Blut und fördert seine Zirkulation. Insbesondere für Frauen, deren Körper besonders stark auf dem Blutkreislauf aufbaut, ist sie extrem wichtig. Sie hilft auch bei Kälte im Körper, bei Müdigkeit, Unterleibsschmerzen und allgemeiner Schwäche.

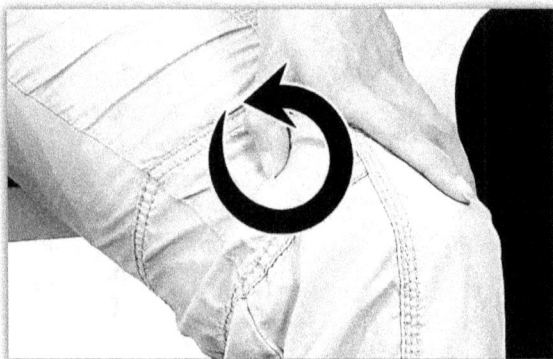

Die Massage dieses Punktes fördert emotionale Stabilität und Belastbarkeit.

Die Übung:

- Die Ausgangsposition ist sitzend.
- Entspannen und lösen Sie den ganzen Körper von oben nach unten.

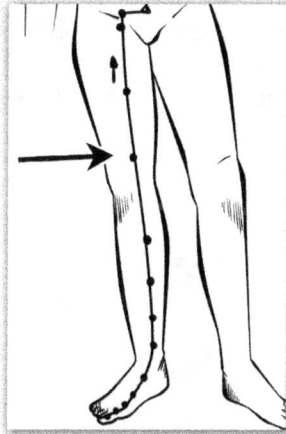

Der Punkt „Meer des Blutes" befindet sich direkt oberhalb des Knies an der Innenseite des Oberschenkels – Sie spüren eine kleine Kuhle.

- Massieren Sie ihn an beiden Beinen mit den Daumen kraftvoll mit kreisenden Bewegungen für ein bis zwei Minuten.

Übung Nr. 59: Die „12-stufige Pagode" massieren

Organsystem: Magen, Leber, Lunge

Die „12-stufige Pagode", wie dieser Bereich von den Daoisten genannt wird (bei den Buddhisten „Kehlchakra"), hat weitreichende Funktionen für den Hals, die Schilddrüse, den Übergang vom Rumpf zum Kopf und die Organsysteme Magen, Leber und Lunge.

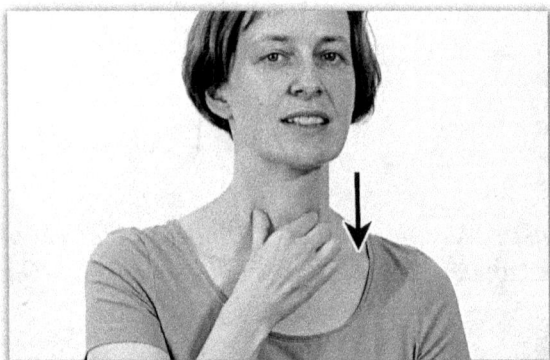

Diese Körperregion stellt den Partnerbereich zum Nacken dar und sollte regelmäßig gepflegt und gestärkt werden.

Die Übung:

- Setzen Sie sich aufrecht hin.
- Entspannen und lösen Sie den ganzen Körper von oben nach unten.
- Mit Zeigefinger und Daumen massieren Sie herunter streichend den Bereich rechts und links neben dem Kehlkopf. Die Aufmerksamkeit ist dabei im Kehlbereich. Stellen Sie sich dabei vor, dass vorhanden Blockaden aufgelöst werden.

Dieser Bereich gehört zum Verlauf des „Kleinen Himmlischen Kreislaufs", einer wichtigen Hauptübung der daoistischen Alchemie. Er ist ein energetisch wichtiges Areal für den Hals-, Nacken-, Mund- und Kopfbereich.

Übung Nr. 60: Mit den Füßen kreisen

Organsystem: Niere, Blase, Leber, Gallenblase, Milz/Bauchspeicheldrüse, Magen

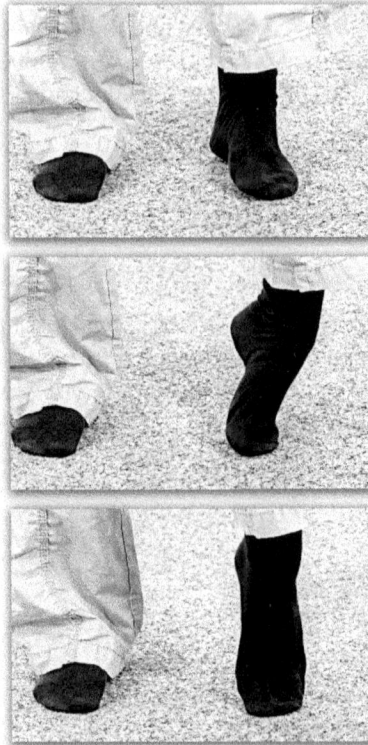

Die Zehenspitzen bleiben auf dem Boden, während vor allem das Fußgelenk bewegt wird.

Die Übung:

- Die Ausgangsposition ist stehend.
- Entspannen und lösen Sie den ganzen Körper von oben nach unten.
- Aus dem entspannten Stand heraus verlagern Sie das Gewicht auf ein leicht gebeugtes Bein. Heben Sie langsam die Ferse des anderen Fußes hoch, so dass nur noch die Zehen und der Ballen den Boden berühren.
- Kreisen Sie nun mit dem Fußgelenk langsam und entspannt – in jede Richtung für etwa ein bis zwei Minuten. Die Aufmerksamkeit verweilt dabei tief im Fußgelenk.
- Danach verlagern Sie das Gewicht auf das andere Bein und wiederholen die Übung mit dem anderen Fuß.

Das Füßekreisen ist eine einfache und sehr effektive Ganzkörperübung. Sie stärkt das Lymphsystem und die genannten Organsysteme. Sie bewegt das Qi in den Beinen und wirkt deshalb unter anderem auch auf das Herz.

Übung Nr. 61: Die Taille reiben

Organsystem: Leber, Gallenblase

Die Übung entspannt die beiden Organsysteme Leber und Gallenblase, welche viel mit der schädigenden Emotion Zorn zu tun haben. Sie kann auch bei Beschwerden der Oberbauchorgane praktiziert werden.

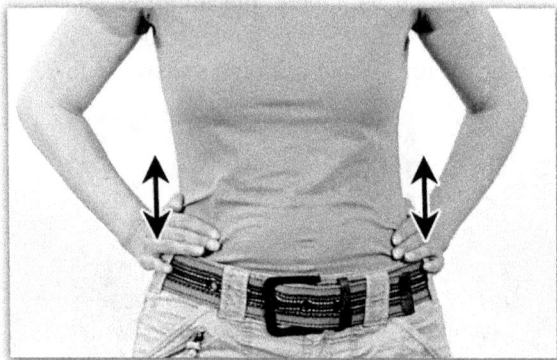

Auch Nackenprobleme und Hüftbeschwerden können durch diese Massage gelindert werden.

Die Übung:

- Diese Massage wird idealerweise im Stehen praktiziert.
- Kommen Sie zur Ruhe und legen Sie beide Hände sanft auf die Rumpfseiten. Reiben Sie die Taille mit den Handflächen kräftig hoch und runter, bis dieser Bereich warm und/oder weich wird.
- Lassen Sie diesen Bereich sich dann in Ihrer Vorstellung ausdehnen und weit werden.

Die Taille unterliegt der Kontrolle des „Daimai", des Gürtelgefäßes. Befinden sich dort Blockaden, z.B. aus Angst, seinem Herzen zu folgen, wirkt sich das auf sämtliche Meridiane negativ aus.

Übung Nr. 62: Die Handmeridiane öffnen

Organsystem: 3-facher Erwärmer, Herz, Herzbeutel, Dünndarm, Dickdarm, Lunge

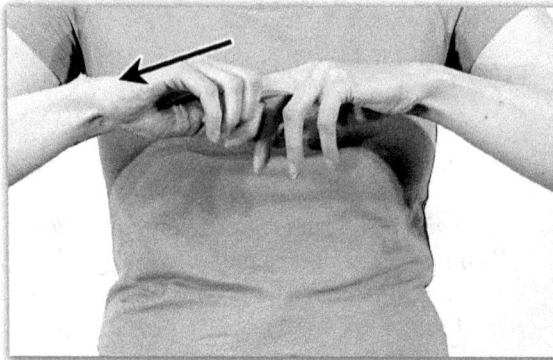

*Mit einem „Schnipp!" wird unreines Qi aus den Organen ge-
zogen.*

Die Übung:

- Umfassen Sie mit dem Zeige- und Mittelfinger der linken Hand den Daumen der rechten Hand. Ziehen Sie die Hände nun kraftvoll auseinander („schnippen") – zweimal direkt nacheinander. So wird das unreine Qi aus den Händen/Meridianen „geschleudert".
- Behandeln Sie auf diese Weise jeden Finger und beide Hände nacheinander.

Diese Übung ist bei Handproblemen und Schwellungen oder Entzündungen im Bereich der Hände oder Handgelenke enorm wirksam. Eine meiner Schülerinnen kam nach einem schweren Sturz mit extremer Schwellung der Hand völlig ohne Medikamente aus.

Übung Nr. 63: Das heiße Fußbad

Organsystem: Niere

Machen Sie am Abend, insbesondere im Winter oder an kalten Tagen, ein Fußbad – so heiß, wie Sie es ertragen können. Lassen Sie die Füße mindestens fünf Minuten im heißen Wasser. So wird die Yang-Energie gestärkt und für die Nacht aus dem Kopf nach unten in den Körper gezogen. Anschließend kurz abtrocknen, ins Bett legen und schlafen. Sie können auch ein Stück frisch geschnittenen Ingwer in das Wasser geben.

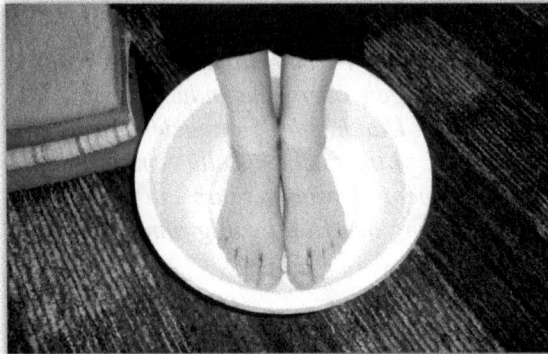

Ein heißes Fußbad ist entspannend, gesundheitsfördernd und tut einfach gut.

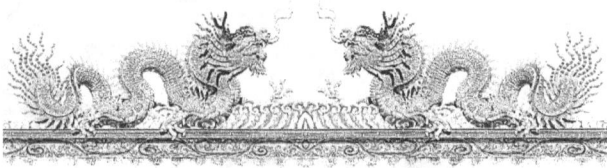

*Verlasse Deine bekannten
Pfade und suche das
Neue.*

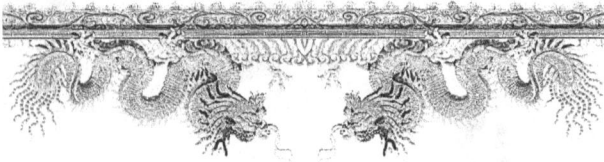

Vorbeugung und Prävention

Ernährungstipps

Ich möchte Ihnen an dieser Stelle keinen Ernährungskurs anbieten, sondern nur einige grundsätzliche Hinweise zum Thema geben.

Vielfalt

Die erste Regel der chinesischen Ernährungslehre lautet: Alles ist erlaubt, aber in Maßen! Und weiter: Vielseitigkeit ist das oberste Gebot, Einseitigkeit unbedingt zu vermeiden.

Konkret heißt das: Sie dürfen z.B. durchaus gelegentlich fettig essen, Alkohol trinken oder Fast Food zu sich nehmen, aber eben nicht dauernd. Sie sollten auch nicht jeden zweiten Tag Ihr Lieblingsgericht auf den Tisch bringen, sondern abwechslungsreiche Menüs kochen und viele verschiedene hochwertige Lebensmittel zu sich nehmen.

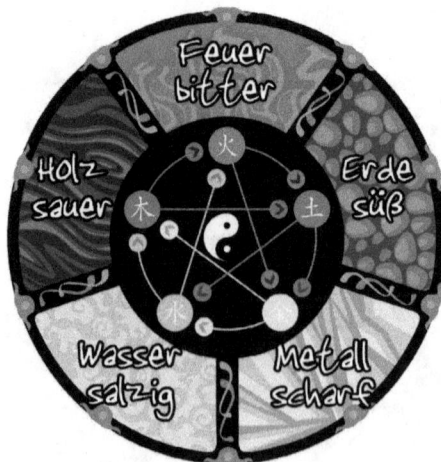

Die 5 Elemente und ihre Geschmäcker

Die 5 Geschmäcker süß, sauer, salzig, scharf und bitter (sie entsprechen den 5 Elementen der Chinesischen Medizin – Erde, Holz, Wasser, Metall, Feuer) sollten alle in Ihrer Ernährung vorhanden sein. In unserer Gesellschaft hat sich salziges und süßes Essen übermäßig in den Vordergrund geschoben.

Morgens wie ein Kaiser

Essen Sie morgens die größte und abends die kleinste Mahlzeit. Lernen Sie es neu, wenn Sie es verlernt haben sollten.

Bevorzugen Sie gekochte gegenüber kalter bzw. roher Nahrung

Achtung: Zuviel ungekochte Nahrung kann den Körper auskühlen. Kochen sie zweimal täglich, im Winter am besten sogar dreimal. Ziehen Sie frische Zutaten tiefgekühlten oder anders konservierten vor und bereiten Sie Ihre Mahlzeiten mit Zeit und Liebe zu.

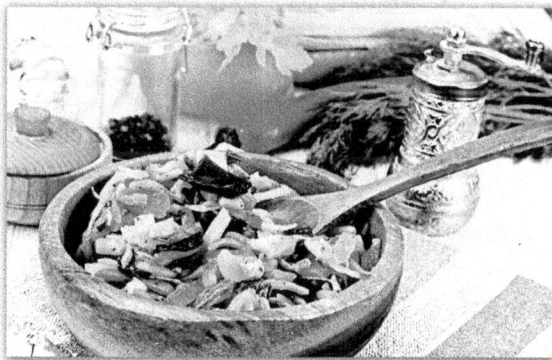

Sorgt auch energetisch für Wärme im Körper: gekochtes Essen.

Trinken Sie möglichst keine Kaltgetränke wie Cola und Fanta und seien Sie auch mit Säften oder Schorlen zurückhaltend. Sie schwächen den Verdauungstrakt und erzeugen sehr schnell schädigende Feuchtigkeit im Körper – besonders bei Kindern. Auch Mineralwasser kühlt die Nieren aus. Trinken Sie stattdessen täglich etwa 5 Tassen gekochtes Wasser – die größte Menge am frühen Nachmittag, zur Blasenzeit.

Nach dem Frühstück empfiehlt es sich, eine Tasse Ingwerwasser zu trinken. Übergießen Sie ein bis zwei Scheiben dünn geschnittenen frischen Ingwer mit kochendem Wasser. Lassen Sie ihn etwa fünf bis acht Minuten ziehen und trinken Sie dann langsam in kleinen Schlucken.

Kaffee und schwarzer Tee sollten nicht Ihre Hauptgetränke sein.

Trinken Sie nur wenig Alkohol

Vermeiden Sie Alkohol, er raut das Qi auf und erzeugt den Wunsch nach mehr. Zudem ruft er einen Heißhunger auf salzig-scharfes Essen hervor, was im Übermaß ebenfalls schädlich ist.

Natürlich essen bitte

Vermeiden Sie Wurst und andere Nahrungsmittel mit künstlich-chemischen Stoffen. Auch Zuckerersatzstoffe wie Süßstoffe sind sehr schädlich.

Langsam essen bitte

Essen Sie langsam, kauen Sie gut und hören Sie auf, bevor Sie ganz satt sind. Kochen und essen Sie voller Achtsamkeit, mit Zeit und Liebe.

Bewegung

Ein achtsamer Spaziergang in der Natur wirkt immer regenerierend. Aus diesem Spaziergang wird ein „Dao-Walk", wenn Sie ihn mit folgender Atemtechnik verbinden: Stellen Sie sich vor, dass bei jedem Einatmen frische, leuchtende Energie in Sie hinein strömt, während beim Ausatmen dunkle, verbrauchte Energie Ihren Körper verlässt.

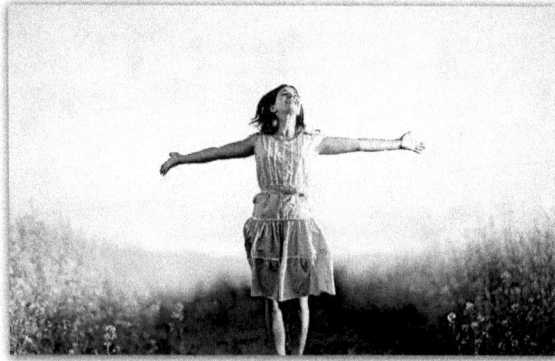

Der „Dao-Walk" tut einfach gut!

Lassen Sie einige Minuten lang während des Gehens die Arme weit nach vorne und hinten hochschwingen. Dies tut der Lunge, dem Immunsystem, der Gallenblase und dem Herzen gut.

Auch beim Radfahren und Schwimmen (insbesondere Rückenschwimmen) stärken Sie Ihr Immunsystem. Beides ist sehr gelenkschonend. Beim Schwimmen achten Sie bitte darauf, nicht zu lange in kaltem Wasser zu bleiben, insbesondere in der kühlen Jahreszeit. Übertreiben sollen Sie keinen Sport.

Das Wichtigste ist, dass Sie offen und entspannt den Augenblick genießen, egal, ob Sie mit dem Rad durch die Natur fahren oder auch nur für einige Minuten im Garten sitzen.

Bleiben Sie gelassen, heiter und aufrecht

Lächeln Sie, so oft es geht. Bleiben Sie sich gegenüber aufrichtig und ehrlich. Lassen Sie sich nicht verbiegen, aber bleiben Sie flexibel, voller Hingabe und friedlich. Stress macht krank! Ziehen Sie sich nicht jeden Schuh an und wägen Sie ab, wo sich Aufregung wirklich lohnt und wo nicht. Das kann man trainieren.

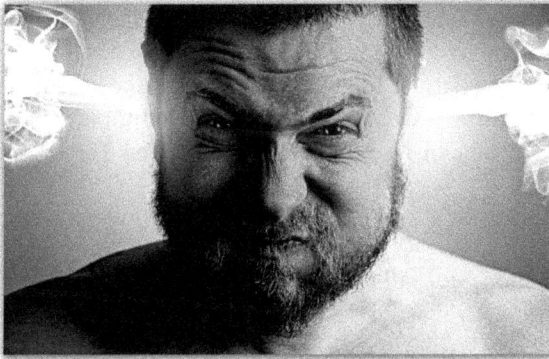

Stress erzeugt „leere Hitze", die nach oben steigt und das Herzinfarkt- und Schlaganfallrisiko erhöht.

Meine Dao-Meisterin sagt: Reg' Dich nicht auf – und wenn, dann höchstens drei Minuten!

177

Vorschlag zum Tagesablauf

Beginnen Sie Ihren Tagesablauf, indem Sie sich morgens als Erstes kraftvoll und ausdauernd mindestens eine Minute lang recken. Duschen Sie im Winter die Seiten der Beine für jeweils zwei bis drei Minuten so heiß wie möglich von oben nach unten ab. Nach dem Waschen oder Duschen beklopfen Sie mit leichten Fäusten die Seiten der Beine (die Gallenblasenleitbahn entlang, siehe Übung Nr. 22) kräftig 9-mal jeweils von den Hüften bis unterhalb der Knie.

Falls Sie Zeit und Lust haben, machen Sie ein kurzes Morgenprogramm mit kraftvoll-weckenden Qigong-Dehnübungen oder Klopfmassagen. Das macht wach und bereitet auf den Tag vor.

Nach dem Frühstück trinken Sie eine Tasse Ingwerwasser.

Mittags machen Sie, falls irgend möglich, eine kleine Pause. Dösen Sie oder erholen Sie sich bei einer kurzen Meditation.

Nachmittags oder am frühen Abend empfiehlt sich ein Spaziergang.

Achten Sie auf Ihren Bildschirmkonsum: Fernseher, Computer, Tablet und Smartphone sind echte Energieräuber.

Für den Abend können Sie sich ein kleines Programm mit sanften Massagen und beruhigenden Atem- und Qigongübungen zusammenstellen.

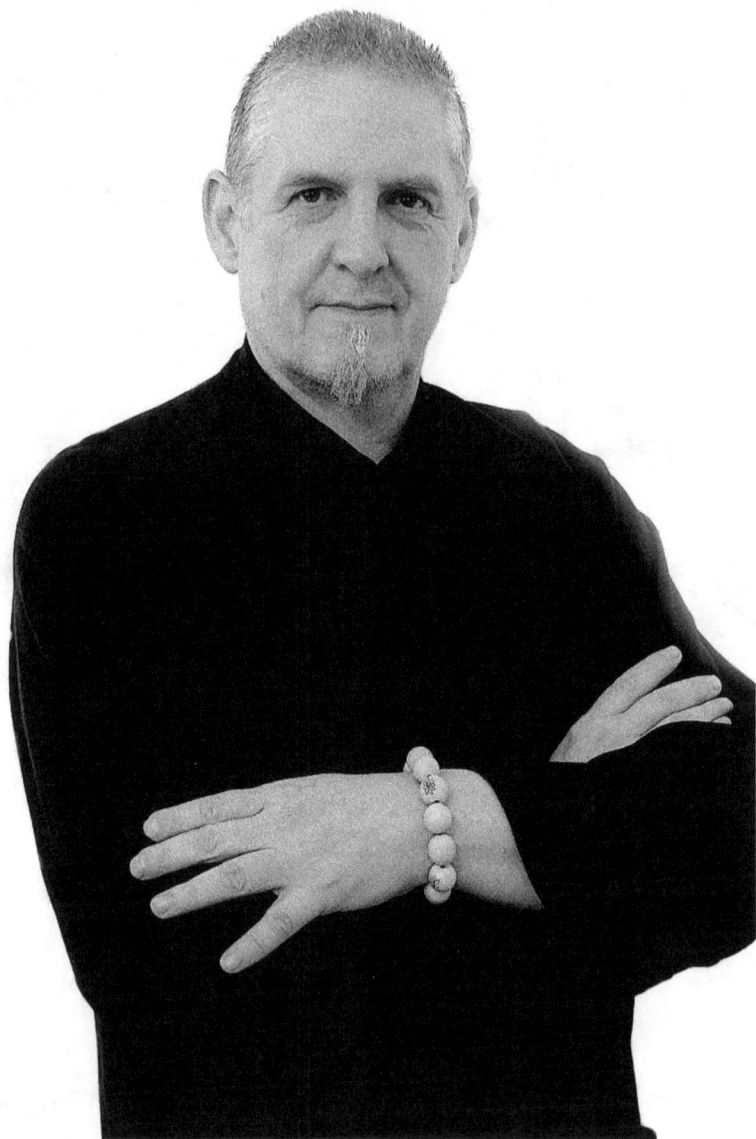

Autorenportrait

Joachim Stuhlmacher, Jahrgang 1961, Therapeut, Ausbilder und Künstler, beschäftigt sich seit mehr als drei Jahrzehnten mit der Chinesischen Medizin. Er lernt bis heute bei seinen Lehrern und Meistern in den USA und Asien. Seine Schwerpunkte sind Qigong, Ernährungslehre, Massage, Philosophie und Organlehre. Zu diesen Themen ist er auch als Publizist tätig. Seine Artikel finden Sie u.a. im Blog auf seiner Webseite www.stuhlmacher-joachim.de.

Kontakt: info@stuhlmacher-joachim.de.

Bildnachweise

Auch von Lotus-Press

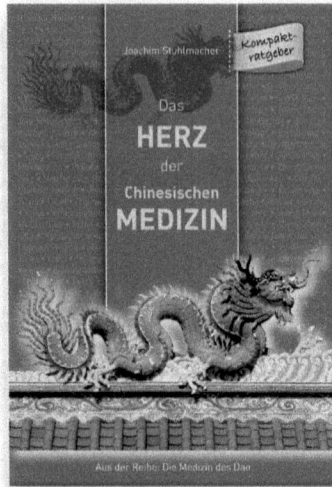

Joachim Stuhlmacher

Die Medizin des Dao, Band 1: Das Herz der Chinesischen Medizin

Die Chinesische Medizin mit ihrer über 6000 Jahre alten Geschichte hat einen grundlegend anderen Denkansatz als unsere „westliche Medizin". Auch die heute allgemein bekannte „TCM" (Traditionelle Chinesische Medizin) ist das Ergebnis eines Versuches aus den 1950er Jahren, die östliche Medizin an den Westen anzupassen. Thema dieses Buches nun ist die ursprüngliche, klassische chinesische Medizin (KCM), wie sie in der Han-Zeit in China geprägt und gelehrt wurde. Die klassische Art der Behandlung folgte immer der Idee des Eingebunden-Seins in die Natur, den Kosmos, das Dao. Dieser fremdartig anmutende Ansatz ermöglicht oft einen Zugang zur eigenen Genesung und Heilung, der weitaus effektiver als in anderen Medizinrichtungen ist. Im vorliegenden Band ist das Herz, die Essenz dieser alten Medizin in Theorie und Praxis beschrieben. Er ist Teil der Reihe „Medizin des Dao", in der jeweils unterschiedliche Aspekte der KCM wie Diagnostik, Therapie und praktische Übungen beschrieben werden.

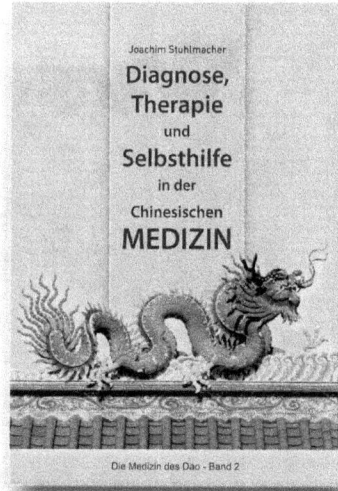

Joachim Stuhlmacher

Die Medizin des Dao, Band 2: Diagnose, Therapie und Selbsthilfe in der Chinesischen Medizin

Die Chinesische Medizin – umfassend, praktisch anwendbar und anschaulich dargestellt.

Die Chinesische Medizin hat eine mehrere tausend Jahre alte Tradition. Das »Universale Gesetz von Yin und Yang«, die »Fünf Wandlungsphasen« oder das Konzept des »Qi« erwecken auch im Westen zunehmendes Interesse. Neben einer Einführung in die Geschichte und Philosophie werden die Heilkonzepte, Diagnosemethoden und Therapien eingehend beschrieben. Außerdem gibt es viele wertvolle Hinweise zur allgemeinen Lebensführung und zur Gesundheitsvorsorge. Praktische Tipps für einfache Anwendungen laden dazu ein, die Wirksamkeit der Chinesischen Medizin zuhause selbst zu erproben.

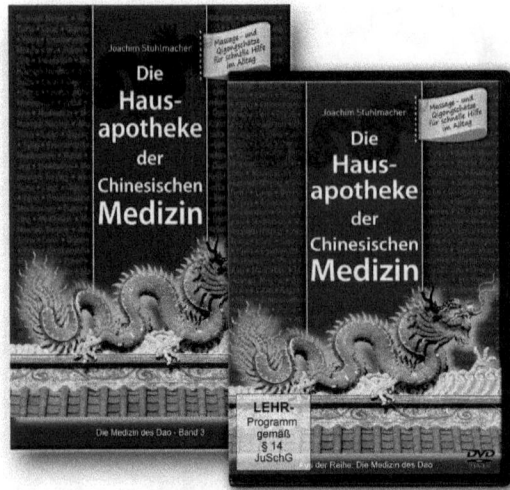

Joachim Stuhlmacher

Die Medizin des Dao, Band 3: Die Hausapotheke der Chinesischen Medizin

Qigong-Übungen, Akupunkturpunkt- und Meridian-Massagen und spezielle Meditationsübungen sind die Behandlungsmethoden aus der Chinesischen Medizin, welche sich für die Selbstanwendung eignen. Die Klassiker warten hier mit einem wahren Schatz an Möglichkeiten auf, wie sich mit einfachen Maßnahmen Beschwerden und Erkrankungen behandeln lassen. So hilft die Übung „Die Magenleitbahn anregen durch Klopfmassage" bei Verdauungsbeschwerden, „Das Himmelstor klopfen" bei der Vorbeugung von Demenzerkrankungen, „Den Hegupunkt massieren" bei Schmerzen, „Der SSS-Laut für die Lunge" bei Schlafstörungen, „Laogong massieren" bei hohem Blutdruck oder „Die rote heiße Kugel" bei sexuellen Störungen. Joachim Stuhlmacher erklärt jede der Übungen in Ausführung und Wirkungsweise, so dass sie zu Hause leicht praktiziert werden können.

Auf der DVD werden alle Übungen des Buches anschaulich vom Autor erklärt und demonstriert.

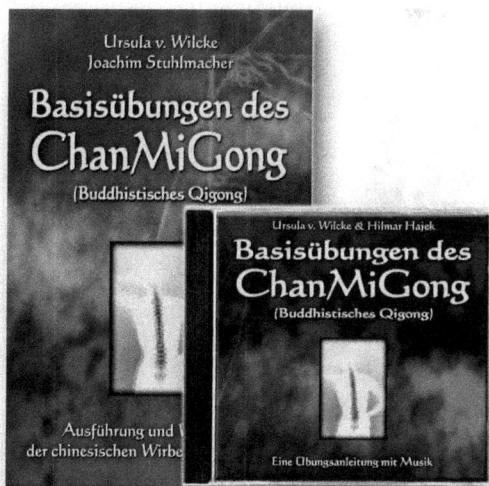

Ursula von Wilcke & Joachim Stuhlmacher

Basisübungen des ChanMiGong – Ausführungen und Wirkungen der chinesischen Wirbelsäulenübungen

Buch + CD bauen eine Brücke zwischen der Übung des chinesischen „ChanMiGong" (buddhistisches Qigong) und dem westlichen Verständnis der Anatomie von Körper und Bewegung. Das Buch beinhaltet gestochen scharfe Fotos zum Erlernen der Übungen und jede Menge Hintergrundwissen, die CD fördert ein praktisches Verständnis und führt zu einer täglichen Übungspraxis. Auf ihr werden die vier Basisübungen des ChanMiGong und das sogenannte „Waschen der Wirbelsäule" angeleitet. Die wundervolle Musik von Hilmar Hajek fördert die Entspannung und beruhigt Körper und Geist.

Tracks der CD:
1. Basisübungen (32:00 Min.)
2. Waschen der Wirbelsäule (23:22 Min.)

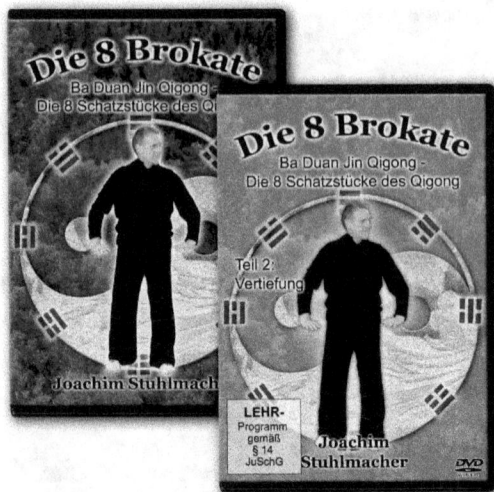

Joachim Stuhlmacher
Die 8 Brokate

Die 8-Brokate-Methode des Qigong gibt es bereits seit mehr als 1200 Jahren. Diese Übungen sprechen alle Organe an. Wer nur für eine Qigongreihe täglich Zeit hat und dennoch das gesamte Wirkspektrum des Qigong erfahren möchte, der liegt bei den Brokaten genau richtig.

Die 8 Brokate, Teil 2:

Hier geht es unter anderem um die Vertiefung der körperlichen Aspekte beim Üben der 8 Brokate und die Vorstellung von Methoden und Tricks, um tiefer in die Entspannung zu kommen. Worauf kommt es bei den Brokaten wirklich an und wie macht man am schnellsten Fortschritte.

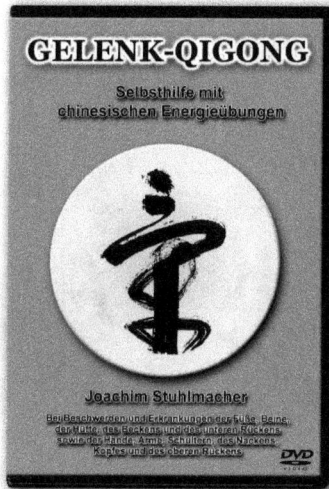

Joachim Stuhlmacher

Gelenk-Qigong – Selbsthilfe mit chinesischen Energieübungen

Die Übungen, die auf dieser DVD dargestellt und erklärt werden, werden in China sehr erfolgreich in der Vorbeugung und Therapie von Gelenk- und Wirbelsäulenerkrankungen eingesetzt. In vielen Kliniken wird das Gelenk-Qigong als Therapie angewendet und in Selbsthilfegruppen als Vorsorgeprogramm eingeübt. Der Autor dieser DVD verfügt über mehr als 20 Jahre Erfahrung in der Vermittlung dieser Übungsreihe in Seminaren und therapeutischen Einzelsitzungen. Die Übungen sind auch für Senioren und gehandicapte Menschen geeignet.

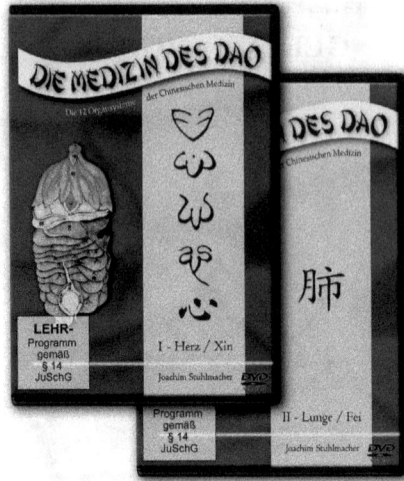

Joachim Stuhlmacher

Die 12 Organsysteme der Chinesischen Medizin

1 – Herz/Xin: Auf der ersten DVD (inkl. Begleitbuch) beschreibt der Autor den spirituellen Hintergrund der Klassischen Chinesischen Medizin und schafft es, dieses Wissen auf unsere heutige westliche Welt zu übertragen. Das 1. Organsystem Herz/Xin wird detailliert mit seinen Funktionen und insbesondere in seiner psychologisch-geistigen Ebene erläutert. Erstmals in deutscher Sprache wird hier tiefgreifendes antikes Wissen in moderner Form für den westlichen Menschen nachvollziehbar und verständlich aufbereitet.

2 – Lunge/Fei: Das Organsystem Lunge/Fei wird detailliert mit seinen Funktionen und insbesondere in seiner psychologisch-geistigen Ebene erläutert.

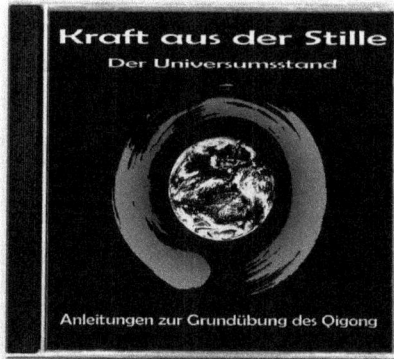

Joachim Stuhlmacher

Kraft aus der Stille – Der Universumsstand

Qigonglehrer Joachim Stuhlmacher leitet auf dieser Doppel-CD Variationen der Standmeditation, der grundlegenden Übung des Qigong, an. Wegen ihrer Einfachheit bieten sie viel Raum für innerkörperliche Erfahrungen: Blockaden erspüren, den Fluss des Blutes und des Qi wahrnehmen, den Geist zur Ruhe kommen lassen, sich selbst erfahren. Sowohl Einsteiger als auch Fortgeschrittene finden hier die richtigen Übungen zur konsequenten Verbesserung ihrer Gesundheit.

Tracks CD 1:
  1. Der Universumsstand „Yin" (35:21 Min.)
  2. Der Universumsstand „Yin instr." (35:21 Min.)

Tracks CD 2:
  1. Der Universumsstand „Yang leicht" (21:37 Min.)
  2. Der Universumsstand „Yang" (51:18 Min.)

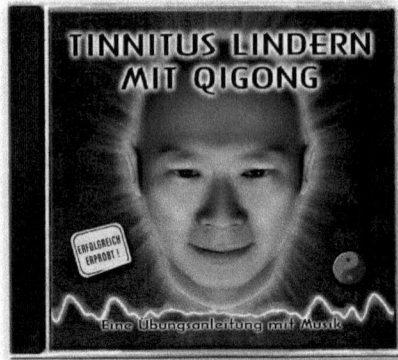

Joachim Stuhlmacher und Andreas Seebeck
Tinnitus lindern mit Qigong

Qigong bedeutet „Arbeiten mit der Lebenskraft". Das exakte Wissen um den Fluss dieser Kraft in unserem Körper hat schon vor Jahrtausenden die Grundlage der chinesischen Medizin gebildet. Aus deren Sicht ist Tinnitus eine Störung der Funktionskreise Niere und Leber. Auf der CD werden Übungen angeleitet, die genau diese Funktionskreise stärken. Tägliches Üben vorausgesetzt, sind diese Übungen schon nach kurzer Zeit auch dem allgemeinen Gesundheitszustand sehr zuträglich.

Tracks:
1. Bewegungsübungen (32:36 Min.)
2. Atemübung (11:44 Min.)
3. Energiepunkt-Massage (8:55 Min.)

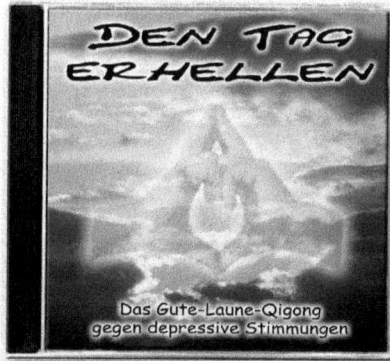

Joachim Stuhlmacher

Den Tag erhellen – Das Gute-Laune-Qigong gegen depressive Stimmungen

Aus Sicht der Chinesischen Medizin entstehen Depressionen oder „schlechte Laune" aus einer Disharmonie verschiedener Organsysteme wie beispielsweise „Herz", „Leber", „Lunge" und „Herzbeutel". Auf dieser CD werden 4 ganz unterschiedliche Übungen aus dem Qigong angeleitet, die genau diese Systeme nachweislich gesunden lassen. Die Übungen werden von eigens dafür komponierter Musik begleitet und können von jedermann leicht ausgeführt werden. Diese vor langer Zeit entwickelten Qigong-Übungen liegen ganz im Trend der gerade aufkommenden und wegen der großen Erfolgsquote als bahnbrechend bezeichneten „Achtsamkeits-Welle" in der modernen Psychotherapie.

Tracks:
1. Einführung (8:30 Min.)
2. Das große Lächeln (18:14 Min.)
3. Den Brustkorb weiten, die Freude wieder entdecken (17:35 Min.)
4. Das Schütteln und die heilenden Laute (17:28 Min.)
5. Das Mudra zur Erweckung der 'Weisheit des Herzens' (11:59 Min.)

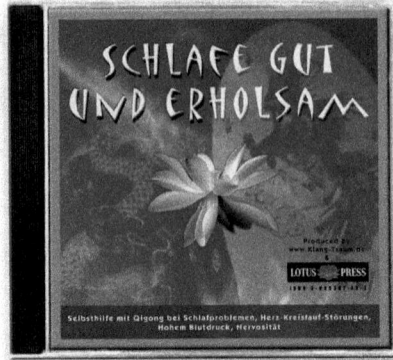

Joachim Stuhlmacher
Schlafe gut und erholsam

Selbsthilfe mit Qigong bei Schlafproblemen.

Schlafstörungen sind vielfältig und weit verbreitet. Hier bietet Qigonglehrer Joachim Stuhlmacher effektive Übungen, um eine erholsamen Schlaf wiederzufinden. Auch gegen Unruhezustände, Nervosität, Schwäche, Schwindel, Herzrasen.

Tracks:
1. Stille fördern, die Nierenkraft stärken (24:38 Min.)
2. Die Zehenübung zur Förderung der Beinkraft (21:37 Min.)
3. Das Mantra „Om A Hong" zur Harmonisierung des Qi (11:35 Min.)
4. Den Geist beruhigen, das Herz entlasten (20:04 Min.)

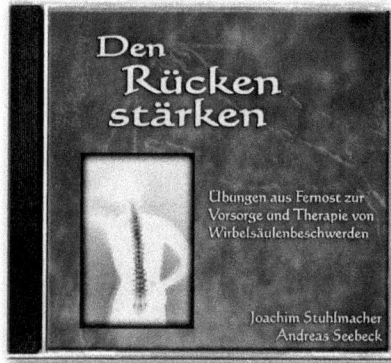

Joachim Stuhlmacher
Den Rücken stärken

Dieses Übungsprogramm stärkt den Rücken und ist für Menschen mit oder ohne Qigong-Erfahrung geeignet. Die Übungen werden im Sitzen oder Liegen ausgeführt, können also auch bei starken Rückenproblemen praktiziert werden. Durch regelmäßiges Üben erreichen Sie Schmerzlinderung, eine allgemein bessere Gesundheit und: mehr Lebensfreude!

Tracks:
1. Wiegendes Meer (35:51 Min.)
2. Strahlende Kraft für die Nieren (20:00 Min.)
3. Das Kreuzbein öffnen, die Knochen stärken (18:15 Min.)

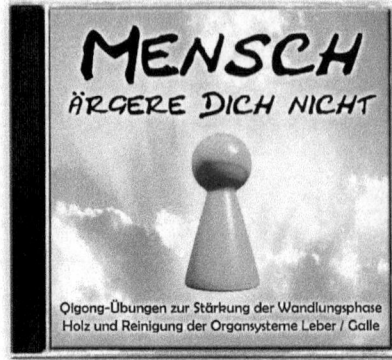

Joachim Stuhlmacher

Mensch ärgere dich nicht

Qigong-Übungen zur Stärkung der Wandlungsphase Holz und Reinigung der Organsysteme Leber/Galle

Die Wandlungsphase Holz und deren Organsysteme Leber und Galle haben weitreichende Funktionen im Körper. Typische Beschwerden bei einer Disharmonie sind ständig wiederkehrender Frust, Zorn, Trauer oder Mutlosigkeit, aber auch scheinbar völlig verschiedene körperliche Symptome wie Schmerzen jeder Art, Unterleibsbeschwerden, Augenkrankheiten, Brustsschmerzen oder -schwellungen, Erkrankungen der Hüftgelenke, Gürtelrose, Herpes oder Verdauungsstörungen.

Die Übungen auf dieser CD entstammen alten, traditionell überlieferten Selbstheilungsmethoden aus Asien. Sie harmonisieren, reinigen und kräftigen die Organsysteme Leber und Gallenblase.

Tracks:
1. Die Grundstellung und die Schüttelübung zur Öffnung wichtiger Energietore (27:25Min)
2. Der Laut „Xu" zur Reinigung und Stärkung von Leber und Galle (17:17 Min.)
3. Den Himmel mit beiden Händen tragen (17:21 Min.)
4. Handschieben im tiefen Reitersitz (7:35 Min.)

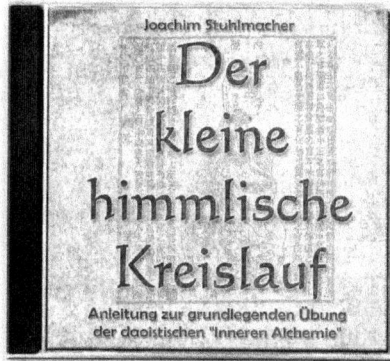

Joachim Stuhlmacher
Der kleine himmlische Kreislauf

Anleitung zur grundlegenden Übung der daoistischen „Inneren Alchemie"

Der kleine himmlische Kreislauf ist die wohl bekannteste daoistische Übung, die es bei uns gibt. Der Qigonglehrer Joachim Stuhlmacher führt, auf dem Hintergrund von mehr als 20 Jahren Erfahrung mit Qigong, in diese wichtige Übung der Inneren Alchemie ein. Neben der klassischen Variante werden auch Variationen und vorbereitende Übungen erläutert und angeleitet, ohne die ein sinnvolles Praktizieren kaum möglich ist.

Tracks CD 1:
1. Vorübung zur Stärkung des Qi (30 Min.)
2. Vorübung zur Stärkung des Unterleibes (26 Min.)
3. Der kleine himmlische Kreislauf mit Atemführung (18 Min.)

Tracks CD 2:
1. Der kleine himmlische Kreislauf für Fortgeschrittene (74 Min.)

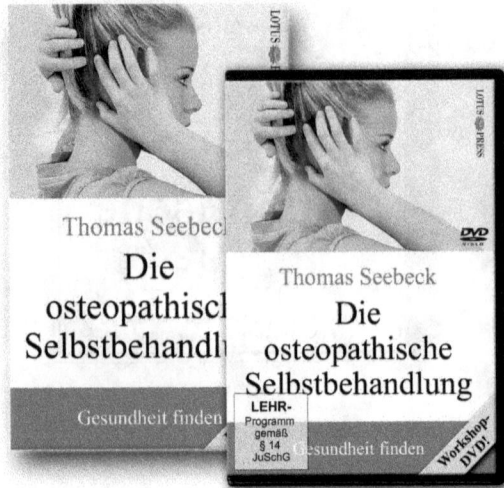

Thomas Seebeck

Die osteopathische Selbstbehandlung – Gesundheit finden

Osteopathie ist in aller Munde. Osteopathen wenden beim Aufspüren der Probleme ihrer Patienten ein umfangreiches Können und Wissen über die Strukturen und Funktionsweisen des menschlichen Körpers an. Wenig bekannt ist jedoch, dass sich die osteopathischen Techniken und Prinzipien wunderbar für die Selbstbehandlung eignen, da nur der Patient selbst unmittelbar in sich hineinspüren kann.

Im ersten Teil des Buches werden die Prinzipien der osteopathischen Behandlung erklärt.

Den Hauptteil bildet dann die 'osteopathische Hausapotheke', in dem Thomas Seebeck die häufigsten Beschwerden von Kopfschmerzen bis Fußverstauchungen beschreibt und zeigt, wie der interessierte Laie sie selbst auf osteopathischem Wege lindern oder sogar beseitigen kann.

Auf der DVD mit einer Gesamtlaufzeit von über 240 Minuten werden die Übungen des Buches zum Mitmachen angeleitet.

Weitere Informationen und Bonusmaterial
finden Sie auf unserer Website
www.lotus-press.com

LOTUS PRESS

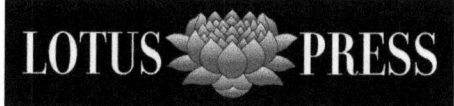

www.ingramcontent.com/pod-product-compliance
Lightning Source LLC
Chambersburg PA
CBHW072227270326
41930CB00010B/2026